J. Fröhlich · R. Hörmann · B. Saller · K. Mann

Manual der Endokrinologie

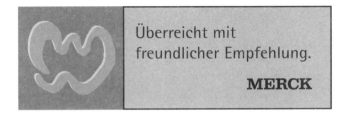

Springer
Berlin
Heidelberg
New York
Barcelona
Honkong
London
Mailand
Paris
Singapur
Tokio

J. Fröhlich · R. Hörmann · B. Saller · K. Mann

Manual der Endokrinologie

Leitfaden zur endokrinologischen
Funktionsdiagnostik

Unter Mitarbeit von
H. Fink, W. Reinhardt, J. Sauer, C. Schulte
und E. Vogel

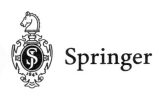

Springer

Dr. med. JÜRGEN FRÖHLICH
Soldiner Straße 19
13359 Berlin

Prof. Dr. med. RUDOLF HÖRMANN

Dr. med. BERNHARD SALLER

Prof. Dr. med. KLAUS MANN

Universitätsklinikum Essen
Zentrum für Innere Medizin
Abteilung für Endokrinologie
Hufelandstraße 55
45147 Essen

ISBN 3-540-65334-1 Springer-Verlag Berlin Heidelberg New York

Die Deutsche Bibliothek-CIP-Einheitsaufnahme
Fröhlich, Jürgen; Hörmann, Rudolf; Saller, Bernhard; Mann, Klaus. Manual der Endokrinologie - Berlin ; Heidelberg ; New York ; Barcelona ; Hongkong ; London ; Mailand ; Paris ; Singapur ; Tokio : Springer, 1999
ISBN 3-540-65334-1

Dieses Werk ist urheberrechtlich geschützt. Die dadurch begründeten Rechte, insbesondere die der Übersetzung, des Nachdrucks, des Vortrags, der Entnahme von Abbildungen und Tabellen, der Funksendung, der Mikroverfilmung oder der Vervielfältigung auf anderen Wegen und der Speicherung in Datenverarbeitungsanlagen, bleiben auch bei nur auszugsweiser Verwertung, vorbehalten. Eine Vervielfältigung des Werkes oder von Teilen dieses Werkes ist auch im Einzelfall nur in den Grenzen der gesetzlichen Bestimmungen des Urheberrechtsgesetzes der Bundesrepublik Deutschland vom 9. September 1965 in der jeweils geltenden Fassung zulässig. Sie ist grundsätzlich vergütungspflichtig. Zuwiderhandlungen unterliegen den Strafbestimmungen des Urheberrechtsgesetzes.

© by Springer-Verlag Berlin Heidelberg 1999
Printed in Germany

Die Wiedergabe von Gebrauchsnamen, Handelsnamen, Warenbezeichnungen usw. in diesem Werk berechtigt auch ohne besondere Kennzeichnung nicht zu der Annahme, daß solche Namen im Sinne der Warenzeichen- und Markenschutz-Gesetzgebung als frei zu betrachten wären und daher von jedermann benutzt werden dürften.

Produkthaftung: Für Angaben über Dosierungsanweisungen und Applikationsformen kann vom Verlag keine Gewähr übernommen werden. Derartige Angaben müssen vom jeweiligen Anwender im Einzelfall anhand anderer Literaturstellen auf ihre Richtigkeit überprüft werden.

Umschlaggestaltung: design & produktion, Heidelberg
Satz: Camera-Ready Vorlage vom Autor, überarbeitet durch den Verlag
Druck- und Bindearbeiten: Weihert-Druck, Darmstadt

SPIN: 10706048   23/3134 — 5 4 3 2 1 0 — Gedruckt auf säurefreiem Papier

Inhaltsverzeichnis

A	Endokrinologische Untersuchungen und Funktionsteste: Indikation, Durchführung und Beurteilung....................	1
1	Allgemeine Hinweise zur Labordiagnostik........................	2
2	Corticotrope Funktion..	3
2.1	CRH-Test..	3
2.2	Insulin-Hypoglykämie-Test (IHT)	6
2.3	ACTH-Kurztest...	6
2.4	Dexamethason-Kurz-Test...	10
2.5	Dexamethason-Lang-Test...	11
2.6	Cortisol-Bestimmung im 24-Stunden-Urin	14
2.7	Katheterisierung des Sinus petrosus inferior	15
3	Somatotrope Funktion...	16
3.1	HGH-Suppressionstest	16
3.2	Körperlicher Belastungstest	17
3.3	Bestimmung der nächtlichen HGH-Sekretion..................	18
3.4	GHRH-Test...	19
3.5	Arginintest	20
4	Gonadotrope Funktion..	22
4.1	LHRH-Test	22
4.2	LHRH-Pumpentest	25
4.3	HCG-Test..	26
5	Thyreotrope Funktion	27
5.1	TRH-Test mit Bestimmung von TSH	27
6	Laktotrope Funktion..	29
6.1	TRH-Test mit Bestimmung von Prolaktin	29
7	Hypophysenhinterlappen...	30
7.1	orientierende Funktionsprüfung.......................................	30
7.2	Durstversuch..	31
7.3	Kochsalzinfusionstest mit ADH-Bestimmung (Hickey-Hare-Test)	33
8	Phäochromozytom...	34
8.1	Katecholamin-Bestimmung im 24-Stunden-Urin.............	34
8.2	Clonidin-Test	36
9	Primärer Hyperaldosteronismus.......................................	38
9.1	Voraussetzungen zur laborchemischen Diagnostik............	38
9.2	Renin-Aldosteron-Bestimmung/Orthostasetest	39

9.3	Kochsalzbelastungstest	41
9.4	Captopriltest	42
9.5	Selektive bilaterale Nebennierenvenenblutentnahme	43
9.6	Weitere fakultative Tests	44
10	Hirsutismus/Hyperandrogenämie	45
10.1	ACTH-Kurztest mit Bestimmung von 17-OH-Progesteron	45
10.2	Dexamethason-Kurztest mit Bestimmung von DHEAS	47
11	Hypoglykämie	48
11.1	Oraler Glukosetoleranztest	48
11.2	Standardisierte Testmahlzeit	49
11.3	C-Peptid-Suppressionstest	50
11.4	Hungertest	51
12	Schilddrüsenerkrankungen	53
12.1	Schilddrüsensonographie	53
12.2	Schilddrüsenszintigraphie	55
12.3	Pentagastrintest	57
12.4	Punktionszytologie der Schilddrüse	58
12.5	Genetische Diagnostik beim familiären medullären Schilddrüsenkarzinom und der multiplen endokrinen Neoplasie Typ 2	59
13	Osteoporose	60
13.1	Osteodensitometrie (DEXA-Verfahren)	60
13.2	Kalzium- u. Knochenstoffwechselparameter	61
B	**Diagnostische und therapeutische Empfehlungen bei ausgewählten endokrinologischen Krankheitsbildern**	**63**
1	Störungen der Hypophysenfunktion	64
1.1	Hyperprolaktinämie	64
1.2	Akromegalie	69
1.3	Kleinwuchs	73
1.4	HVL-Insuffizienz	75
1.5	Diabetes insipidus	77
1.6	Inzidentalom der Hypophyse	79
1.7	Diagnostik nach Operationen im Hypophysenbereich	80
1.8	Substitution bei HVL-Insuffizienz	82
1.9	Notfalltherapie der akuten Hypophysenvorderlappeninsuffizienz	85
2	Störungen der Nebennierenfunktion	86
2.1	Cushing-Syndrom	86
2.2	Morbus Addison	91
2.3	Phäochromozytom	92
2.4	Primärer Hyperaldosteronismus	93
2.5	Inzidentalom der Nebenniere	99

3	Störungen der sexuellen Differenzierung und der Sexualfunktion	100
3.1	Hyperandrogenämie/Hirsutismus/Alopezie	100
4	Hypoglykämie-Symptomenkomplex	103
4.1	Anamnese	103
4.2	körperliche Untersuchung	103
4.3	Diagnostik	103
4.4	Differentialdiagnose	104
5	Diabetes mellitus	105
5.1	Anamnese und Befund	105
5.2	Insulinpräparate	105
5.3	Perioperative Insulintherapie	107
5.4	Anpassungsschema für die Insulintherapie	110
6	Erkrankungen der Schilddrüse	111
6.1	Allgemeine Befunderfassung und Dokumentation	111
7	Vorgehen bei ausgewählten Schilddrüsenerkrankungen	112
7.1	Struma mit euthyreoter Stoffwechsellage (Jodmangelstruma)	112
7.2	Immunogene Hyperthyreose	114
7.3	Endokrine Orbitopathie	116
7.4	Schilddrüsenautonomie	117
7.5	Hypothyreose und Autoimmunthyreoiditis	118
7.6	Hyperthyreote Krise	119
7.7	Thyreostatische Therapie vor Radiojodtherapie	121
7.8	Schilddrüsenblockade vor Kontrastmittelexposition	121
7.9	Differenziertes und anaplastisches Schilddrüsenkarzinom	123
7.10	Postoperative Therapie und Nachsorge	129
7.11	Pharmazeutische Präparate	131
8	Störungen des Kalzium- und Knochenstoffwechsels	132
8.1	Osteoporose	132
C	**Endokrinologische Anamnesebögen**	**137**
	Allgemeiner Endokrinologischer Untersuchungsbogen	138
	Prolaktinom	140
	Akromegalie	142
	Cushing-Syndrom	144
	Primärer Hyperaldosterinismus/Conn-Syndrom	147
	Nebennierentumor/Inzidentalom	150
	Anamnese- und Befundbogen – Diabetes	153
D	**Referenzbereiche endokrinologischer Laborparameter**	**159**
	Literatur	**163**

Verwendete Abkürzungen

ADH	antidiuretisches Hormon (= Vasopressin)
APA	Aldosteron-produzierendes Adenom
BZ	Blutzucker
CBG	Corticosteroid-bindendes Globulin
DHEAS	Dehydroepiandrosteron-Sulfat
FMTC	Familial Medullary Thyroid Carcinoma (familiäres, medulläres Schilddrüsenkarzinom)
FSH	follikelstimulierendes Hormon (= Follitropin)
fT_4	freies Thyroxin
GEP	gastroenteropankreatisch
GSH	Glukokortikoid-supprimierbarer Hyperaldosteronismus
hCG	humanes Choriongonadotropin
HGH	Wachstumshormon (Human Growth Hormone)
HHL	Hypophysen-Hinterlappen
HVL	Hypophysen-Vorderlappen
IGF-I	Insulin like growth factor I (vorm. 'Somatomedin C')
IHA	idiopatischer Hyperaldosteronismus
IHT	Insulin-Hypoglykämie-Test
KG	Körpergewicht
KH	Kohlenhydrate
KHK	koronare Herzkrankheit
KOF	Körperoberfläche
LH	luteinisierendes Hormon (= Lutropin)
MEN	multiple endokrine Neoplasie
MIBG	Meta-Iodo-Benzyl-Guanidin
NNR	Nebennierenrinde
OGTT	oraler Glukose-Toleranz-Test
OH-	Hydroxy-
PCO	Polyzystisches Ovar-Syndrom
PHA	primärer Hyperaldosteronismus
PRL	Prolaktin
PTH	Parathormon
RB	Referenzbereich
SD	Standard Deviation (=Standardabweichung)
SHBG	Sexualhormon-bindendes Globulin
SIADH	Syndrom der inadäquaten ADH-Sekretion
T_3	Trijodthyronin
T_4	Thyroxin
TBG	Thyroxin-bindendes Globulin
TRAK	TSH-Rezeptor-Antikörper
TSH	Schilddrüsenstimulierendes Hormon
V.a.	Verdacht auf
vs.	versus (= gegenüber)
$\perp$	in zwei Ebenen
Ø	Durchmesser

A. Endokrinologische Untersuchungen und Funktionsteste: Indikation, Durchführung und Beurteilung

1 Allgemeine Hinweise zur Labordiagnostik

- Um eine hohe Zuverlässigkeit von Laborbestimmungen zu erzielen, ist es unbedingt erforderlich bei der Blutentnahme, der Lagerung, dem Transport und der Kennzeichnung der Proben entsprechende Bedingungen einzuhalten.

- Zur Beurteilung der Ergebnisse sind folgende Angaben erforderlich: Alter, Geschlecht und Medikation des Patienten, Diagnose/ Verdachtsdiagnose und Fragestellung, die mit der Hormonanalyse beantwortet werden soll.

- Die Verwendung des Patientenetiketts auf dem Anforderungsschein ist Voraussetzung einer korrekten Befundmitteilung.

- Wenn ein zeitnaher Transport ins Labor nicht gewährleistet ist, müssen die Blutproben zentrifugiert, dekantiert und bis zum Transport im Kühlschrank (4° C) aufbewahrt werden.

- Zur Bestimmung von intaktem Parathormon und ACTH ist unbedingt Plasma erforderlich.

- Die angegebenen Referenzbereiche sind nur als Orientierung zu verstehen. Die Beurteilung der Untersuchunsergebnisse ist nur in Kenntnis klinischer Angaben und in Kenntnis der verwendeten Labormethode möglich und sollte deshalb durch einen erfahrenen Kliniker erfolgen.

- Für weitere Informationen oder in Zweifelsfällen sollte eine Rücksprache mit dem Labor erfolgen.

2 Corticotrope Funktion

2.1 CRH-Test

- die Einnahme eines Cortisonpräparates muß mindestens 12 Std. zurückliegen
- unter Corticosteroidmedikation in der Regel keine Indikation zur Testung

2.1.1 Indikationen

- Verdacht auf HVL-Insuffizienz, insbesondere, wenn Insulin-Hypoglykämie-Test (IHT) kontraindiziert, d.h. bei koronarer Herzkrankheit (KHK), zerebralem Anfallsleiden, Z.n. transitorischer, ischämischer Attacke (TIA) o. zerebralem Insult
- Verdacht auf Suppression der corticotropen HVL-Funktion nach Absetzen einer Steroidmedikation
- Differentialdiagnose des Cushing-Syndroms (siehe unten); zur Differenzierung einer ACTH-abhängigen bzw. autonomen Cortisolproduktion
- Beachte: falls bereits der basale Cortisolwert morgens ≥ 550 nmol/l liegt, besteht sehr wahrscheinlich keine Insuffizienz der corticotropen Achse und es ist in der Regel keine weitere Testung erforderlich

2.1.2 Durchführung

- möglichst am Nachmittag
- Patient über mögliche Nebenwirkungen informieren (vorübergehend ausgeprägtes Hitzegefühl)
- zusätzliche Bestimmung von ACTH immer im Rahmen der Differentialdiagnose eines Cushing-Syndroms
- Zeitschema:

15 Minuten	•	Legen eines venösen Zugangs
	•	15 Min. Ruhepause (wichtig!)
0 Minuten	•	1. Blutentnahme Serum für Cortisol EDTA-Plasma für ACTH (fakultativ)

0 Minuten	• Injektion von CRH (z.B. CRH Ferring®) i.v als Bolus 1 μg/kg KG, max. 100μg (1 Amp.) bei KG > 100 kg (bei Verwendung eines Butterfly ist das Nachspülen mit mindestens 5 ml NaCl-Lösung erforderlich)
30 Minuten	• 2. Blutentnahme Serum für Cortisol EDTA-Plasma für ACTH (fakultativ)
60 Minuten	• 3. Blutentnahme Serum für Cortisol EDTA-Plasma für ACTH (fakultativ)

2.1.3 Beurteilung

- Beurteilung des Anstieges und des maximal erreichten Wertes

Für HVL-Diagnostik

Cortisol
Referenzbereich

- basal 180 - 640 nmol/l ($\approx$ 6,5 - 23 μg/dl)

- stimuliert > 1,5 - 2 x Ausgangswert und Absolutwert $\geq$ 550 nmol/l ($\approx$ 20 μg/dl)

mögliche Befundkonstellationen

Basalwert unauffällig und Stimulation ausreichend
=> kein Hinweis für corticotrope Insuffizienz, keine Hydrocortison-Substitution erforderlich

Basalwert erniedrigt aber Stimulation ausreichend
=> kein Hinweis für corticotrope Insuffizienz, keine Hydrocortison-Substitution erforderlich

Basalwert unauffällig und Stimulation vermindert
=> partielle Insuffizienz der corticotropen HVL-Funktion
=> Patient benötigt nur in Belastungssituationen Hydrocortison
=> Notfallausweis

Basalwert erniedrigt und Stimulation vermindert
=> komplette Insuffizienz der corticotropen HVL-Funktion
=> Dauersubstitution mit Hydrocortison, sowie zusätzlich Dosiserhöhung in Belastungssituationen (z.B. auf das Doppelte)
=> Notfallausweis

Basalwert hochnormal bzw. erhöht und Stimulation vermindert
=> kein Hinweis für corticotrope Insuffizienz

ACTH (Bestimmung fakultativ)
Referenzbereich

- ACTH basal am Morgen 17 - 52 pg/ml
- relativer Anstieg > 1,5 - 2 x Ausgangswert

in der Differentialdiagnose des Cushing-Syndroms

mögliche Befundkonstellationen

ACTH basal erhöht und Stimulation um >35% des Ausgangswertes
=> zentrale ACTH-Produktion (Morbus Cushing) wahrscheinlich
Beachte: in 10% der Fälle mit M. Cushing kein Anstieg

ACTH basal erhöht und keine Stimulation
=> ektope ACTH-Produktion wahrscheinlich

ACTH basal erniedrigt und keine Stimulation
=> adrenale Cortisol-Überproduktion

2.2 Insulin-Hypoglykämie-Test (IHT)

2.2.1 Indikation

- Überprüfung der Streßfähigkeit bei Verdacht auf HVL-Insuffizienz

2.2.2 Kontraindikationen

- koronare Herzkrankheit, zerebrales Anfallsleiden, Z.n. transitorischer, ischämischer Attacke o. zerebralem Insult

2.2.3 Durchführung

- am Vormittag
- Einnahme von Hydrocortison/Cortison Ciba muß 12 Std. zurückliegen
- kontinuierliche ärztliche Überwachung und Anwesenheit erforderlich
- Blutzuckerbestimmung möglichst sofort auf Station (Ebios-Gerät)
- minimalen Blutzucker-Wert auf dem Hormonanforderungsschein dokumentieren
- Am Bett bereithalten:
  Apfelsaft, 100 ml 40% Glukose, 500 ml 0,9% NaCl u. 1 Amp. mit 100 mg Hydrocortison (z.B. Hydrocortison Hoechst®)
- Patient soll Blutzucker <40 mg/dl oder Hypoglykämie-Symptome (z.B. Schwitzen, Unruhe, Zittern, Tachykardie) zeigen
- bei Blutzucker < 30 mg/dl oder Somnolenz orale Gabe von Apfelsaft oder Infusion von 50 ml 40% Glukose und ggf. Gabe von 100 mg Hydrocortison, wenn keine rasche Wirkung der Glukose-Infusion eintritt
- Verwendung von Normalinsulin (= Altinsulin = sofort wirksames Insulin)
- Berechnung der benötigten Insulin-Dosis:
- Standarddosis: 0,15 IE Normalinsulin/ kg KG
- erhöhte Dosis (0,2-0,3 IE/kg) bei floridem Cushing-Syndrom florider Akromegalie Adipositas Diabetes mellitus (in Zweifelsfällen bevorzugt CRH-Test)
- verminderte Dosis (0,05 - 0,1 IE/kg) bei Verdacht auf Ausfall der corticotropen Funktion, d.h. Cortisol basal < 180 nmol/l
- Die zusätzliche ACTH-Bestimmung ist meist entbehrlich

- Zeitschema:

15 Minuten	• venösen Zugang legen (mit 3-Wege-Hahn, 0,9% NaCl langsam infundieren zum Offenhalten des Zugangs) • 15 Minuten Ruhepause (wichtig!)

0 Minuten	• 1. Blutentnahme
	  Plasma für **Blutglukose**
	  Serum für **Cortisol**
	  Serum für **HGH**
	  EDTA-Plasma für ACTH (fakultativ)
	• Insulin intravenös injizieren
	• **Blutglukose** in 15-minütigen Abständen bestimmen

30 Minuten	• 2. Blutentnahme
	  Plasma für **Blutglukose**
	  Serum für **Cortisol**
	  Serum für **HGH**
	  EDTA-Plasma für ACTH (fakultativ)

60 Minuten	• 3. Blutentnahme
	  Plasma für **Blutglukose**
	  Serum für **Cortisol**
	  Serum für **HGH**
	  EDTA-Plasma für ACTH (fakultativ)

90 Minuten	• 4. Blutentnahme
	  Plasma für **Blutglukose**
	  Serum für **Cortisol**
	  Serum für **HGH**
	  EDTA-Plasma für ACTH (fakultativ)

120 Minuten	• 5. Blutentnahme
	  Plasma für **Blutglukose**
	  Serum für **Cortisol**
	  Serum für **HGH**
	  EDTA-Plasma für ACTH (fakultativ)

am Testende den Patienten eine kleine Mahlzeit einnehmen lassen

2.2.4 Beurteilung

- Beurteilung des Anstieges und des maximal erreichten Wertes
- fehlender Anstieg kann auf mangelnden Streß (keine Hypoglykämie-Symptome u./o. Blutglukosewert nicht < 40mg/dl) zurückzuführen sein

Cortisol
Referenzbereiche

- basal 180 - 640 nmol/l ($\approx$ 6,5 - 23 µg/dl)
- stimuliert > 1,5 - 2 x Ausgangswert und Absolutwert $\geq$ 550 nmol/l ($\approx$ 20 µg/dl)

mögliche Befundkonstellationen

Basalwert unauffällig und Stimulation ausreichend
=> Patient ist voll streßfähig, keine Hydrocortison-Substitution erforderlich

Basalwert erniedrigt aber Stimulation ausreichend
=> Patient ist voll streßfähig, keine Hydrocortison-Substitution erforderlich

Basalwert unauffällig und Stimulation vermindert
=> Partialinsuffizienz der corticotropen HVL-Funktion
=> Patient benötigt nur in Belastungssituationen Hydrocortison
=> Notfallausweis

Basalwert erniedrigt und Stimulation vermindert
=> komplette Insuffizienz der corticotropen HVL-Funktion
=> Dauersubstitution mit Hydrocortison, sowie zusätzlich Dosiserhöhung in Belastungssituationen
=> Notfallausweis

Basalwert hochnormal bzw. erhöht und Stimulation vermindert
=> kein Hinweis für corticotrope Insuffizienz

ACTH (Bestimmung fakultativ)
Referenzbereiche

- basal 17 - 52 pg/ml
- stimuliert > 1,5 - 2 x Ausgangswert

HGH (gilt nur für Erwachsene)
Referenzbereiche

- basal ≤ 7 ng/ml
- stimuliert > 5 ng/ml

mögliche Befundkonstellationen

Stimulation ausreichend
=> keine somatotrope Insuffizienz, keine HGH-Substitution zu erwägen
Beachte: geringerer Anstieg bei Adipositas und im Alter

Stimulation auf < 3 ng/ml
=> HGH-Substitution erwägen

2.3 ACTH-Kurztest

2.3.1 Indikation

- Verdacht auf Nebennierenrinden-Insuffizienz

2.3.2 Kontraindikation

- Schwangerschaft

2.3.3 Durchführung

- Zeitschema:

    0 Minuten
    - 1. Blutentnahme
      Serum für Cortisolbestimmung
    - 250 µg ACTH (1 Amp. Synacthen® 250) i.v. injizieren
      (bei Verwendung eines Butterfly ist das Nachspülen mit
      mindestens 5 ml NaCl-Lösung erforderlich)

    60 Minuten
    - 2. Blutentnahme
      ≥ 4 ml Serum für Cortisolbestimmung

2.3.4 Beurteilung

- Beurteilung des Anstieges und des maximal erreichten Wertes
- möglich ist auch eine niedrigdosierte Version des ACTH-Kurztestes (1µg); der klinische Stellenwert ist jedoch noch nicht ausreichend gesichert

Referenzbereich

Cortisol-Anstieg auf > 550 nmol/l (≈ 20 µg/dl)
=> NNR-Insuffizienz praktisch ausgeschlossen

mögliche Befundkonstellationen

Cortisol-Anstieg auf > 250 nmol/l (≈ 9 µg/dl) aber < 550 nmol/l
=> partielle Insuffizienz der NNR möglich
=> Patient benötigt evtl. in Belastungssituationen Hydrocortison
=> Notfallausweis

Cortisol-Anstieg auf < 250 nmol/l (≈ 9 µg/dl)
=> komplette Insuffizienz der NNR
=> Dauersubstitution mit Hydrocortison, sowie zusätzlich
    Dosiserhöhung in Belastungssituationen
=> Notfallausweis

2.4 Dexamethason-Kurz-Test

2.4.1 Indikation

- Ausschluß eines Cushing-Syndroms

2.4.2 Durchführung

- Zeitschema:

Vortag	8 Uhr	1. Blutentnahme (fakultativ) Serum für Cortisolbestimmung
	23 Uhr	Gabe von 2 mg Dexamethason p.o.
1. Tag	8 Uhr	2. Blutentnahme (obligat) Serum für Cortisolbestimmung

2.4.3 Beurteilung

Suppression auf < 80 nmol/l ($\approx$ 3 µg/dl)
=> Cushing-Syndrom mit hoher Wahrscheinlichkeit (>90%) ausgeschlossen

Suppression nicht ausreichend
=> Cushing-Syndrom noch nicht gesichert; weitere Diagnostik erforderlich

2.5 Dexamethason-Lang-Test

2.5.1 Indikation

- Bestätigung des Cushing-Syndroms bei fortbestehendem Verdacht auf Cushing-Syndrom nach Dexamethason-Kurztest
- Differentialdiagnose des Cushing-Syndroms

2.5.2 Durchführung

- Zeitschema:

Vortag 7 Uhr	1. Sammelbeginn von 24-Std.-Urin für Cortisolbestimmung	
8 Uhr	1. Blutentnahme Serum für Cortisolbestimmung Plasma für ACTH-Bestimmung (fakultativ)	
1. Tag	0,5 mg Dexamethason p.o. alle 6 Std. (= 2mg/Tag)	
2. Tag	0,5 mg Dexamethason p.o. alle 6 Std. (= 2mg/Tag)	
3. Tag 7 Uhr	2. Sammelbeginn von 24-Std.-Urin für Cortisolbestimmung 0,5 mg Dexamethason p.o. alle 6 Std. (= 2mg/Tag)	
4. Tag 8 Uhr	2. Blutentnahme Serum für Cortisolbestimmung Plasma für ACTH-Bestimmung (fakultativ)	

ggf. Beendigung des Testes am 4. Tag

4. Tag	2 mg Dexamethason p.o. alle 6 Std. (= 8mg/Tag)	
5. Tag	2 mg Dexamethason p.o. alle 6 Std. (= 8mg/Tag)	
6. Tag 7 Uhr	3. Sammelbeginn von 24-Std.-Urin für Cortisolbestimmung 2 mg Dexamethason p.o. alle 6 Std. (= 8mg/Tag)	
7. Tag 8 Uhr	3. Blutentnahme Serum für Cortisolbestimmung Plasma für ACTH-Bestimmung (fakultativ)	

2.5.3 Beurteilung nach 3 Tagen

Sicherung des Cushing-Syndroms
- Cortisol-Suppression im Serum auf < 80 nmol/l (≈ 3 µg/dl)
  => Cushing-Syndrom sehr unwahrscheinlich (Sensitivität 95%)
- Abbruch des Tests am 4.Tag
  keine Cortisol-Suppression im Serum auf < 50% des Ausgangswertes
  => Cushing-Syndrom sehr wahrscheinlich
- Fortführung des Tests

Differentialdiagnose des Cushing-Syndroms
Cortisol im Serum

Cortisol-Suppression im Serum auf <50% des Ausgangswertes
aber >80 nmol/l
=> M. Cushing (zentrale ACTH-Sekretion) sehr wahrscheinlich

keine Cortisol-Suppression im Serum auf < 50% des Ausgangswertes
=> autonome, adrenale Cortisol-Produktion oder ektope ACTH-Sekretion sehr wahrscheinlich

Cortisol im Urin

Cortisol-Suppression im Urin auf < 90% des Ausgangswertes
=> M. Cushing (zentrale ACTH-Sekretion) sehr wahrscheinlich, ektope ACTH-Sekretion praktisch ausgeschlossen (Sensitivität 69%, Spezifität 100%)

2.5.4 Beurteilung nach 6 Tagen

Cortisol im Serum

Cortisol-Suppression im Serum auf <50% des Ausgangswertes
aber >80 nmol/l
=> M. Cushing (zentrale ACTH-Sekretion) sehr wahrscheinlich

keine Cortisol-Suppression im Serum auf < 50% des Ausgangswertes
=> wahrscheinlich autonome adrenale Cortisol-Produktion oder ektope ACTH-Sekretion

Cortisol im Urin

Cortisol-Suppression im Urin auf < 80% des Ausgangswertes
=> mit etwa 90%iger Wahrscheinlichkeit zentrale Cortisol-Produktion

fehlende Cortisol-Suppression im Urin auf < 80% des Ausgangswertes
=> mit nahezu 100%iger Wahrscheinlichkeit adrenale Cortisol-Produktion

2.6 Cortisol-Bestimmung im 24-Stunden-Urin

2.6.1 Indikation

- Bestätigung des Cushing-Syndroms
- Differentialdiagnose des Cushing-Syndroms (im hochdosierten Dexamethason-Langtest)
- Ausschluß einer corticotropen Insuffizienz; die Streßfähigkeit ist damit jedoch nicht beurteilbar; hierzu ist die Durchführung eines Streßtests erforderlich)

2.6.2 Durchführung

- Patient sammelt an zwei aufeinanderfolgenden Tagen jeweils von 7 Uhr bis 7 Uhr des nächsten Tages Urin in ein geeignetes Sammelgefäß

2.6.3 Beurteilung

- Beachte: Urinvolumen darf 2500 ml nicht übersteigen, da sonst aufgrund des Verdünnungseffektes die Cortisolausscheidung nicht mehr beurteilt werden kann

Referenzbereich

freies Cortisol im Urin 55 - 550 nmol/24 Std. ($\approx$ 2 - 20 µg/24 Std.)

mögliche Befundkonstellationen

freies Cortisol imUrin < 55 nmol/24 Std. ($\approx$ 2 µg/24 Std.)
=> Hinweis für corticotrope Insuffizienz

in der Differentialdiagnose des Cushing-Syndroms

freies Cortisol imUrin >550 nmol/24 Std. ($\approx$ 20 µg/24 Std.)
=> Cushing-Syndrom wahrscheinlich
(DD: ausgeprägte Streßreaktion, arterielle Hypertonie)

2.7 Katheterisierung des Sinus petrosus inferior

2.7.1 Indikation

- Differentialdiagnose einer zentralen oder peripheren ACTH-Produktion
- zur Seitenlokalisation nicht sehr zuverlässig

2.7.2 Durchführung

- beidseitiges Plazieren eines Katheters in die Sinus
- i.v. Gabe von CRH 1 µg/kg KG
- 30 Min. später simultane Entnahme von Plasma aus beiden Sinus und aus einer peripheren Vene

2.7.3 Beurteilung

Referenzbereich

- ACTH basal normal und
- ACTH-Quotient zentral:peripher < 2:1

mögliche Befundkonstellationen
in der Differentialdiagnose des Cushing-Syndroms
ACTH-Quotient zentral:peripher < 2:1
=> ektope ACTH-Produktion wahrscheinlich
=> Lokalisationsdiagnostik (z.B. CT-Thorax)

ACTH-Quotient zentral:peripher > 2:1
=> zentrale ACTH-Produktion wahrscheinlich
=> weitere Lokalisationsdiagnostik (MRT der Hypophyse)

3 Somatotrope Funktion

3.1 HGH-Suppressionstest

3.1.1 Indikation

- Bestätigung und Ausschluß einer Akromegalie

3.1.2 Kontraindikation

- entgleister Diabetes mellitus

3.1.3 Durchführung

- Beachte: Blutglukosewerte auf Anforderungsschein eintragen
- Zeitschema:

0 Minuten	•	1. Blutentnahme ≥ 3 ml Plasma für Blutglukose Serum für HGH-Bestimmung
	•	75 g Glukose p.o. (Dextro- OGT®) innerhalb von 10 Minuten
60 Minuten	•	2. Blutentnahme ≥ 3 ml Plasma für Blutglukose Serum für HGH-Bestimmung
120 Minuten	•	3. Blutentnahme ≥ 3 ml Plasma für Blutglukose Serum iür HGH-Bestimmung

3.1.4 Beurteilung

Referenzbereich

Basalwert für HGH ≤ 7 ng/ml

mögliche Befundkonstellationen

Suppression von HGH < 1 ng/ml
  => autonome HGH-Sekretion (Akromegalie) ausgeschlossen

postoperative Suppression von HGH < 1 ng/ml
  => Akromegalie ist geheilt

3.2 Körperlicher Belastungstest

3.2.1 Indikation

- Verdacht auf somatotrope Insuffizienz
- Abklärung von Minderwuchs

3.2.2 Durchführung

- morgens, nüchtern (Kohlenhydrataufnahme supprimiert HGH)
- Zeitschema:

0 Minuten	•	1. Blutentnahme Serum für HGH-Bestimmung
	•	für 10 Minuten körperlich belasten (HF ≥ 100/Min.) z.b. Fahrrad fahren, Treppen steigen
10 Minuten	•	Blutentnahme Serum für HGH-Bestimmung
	•	am Ende des Tests Essen

3.2.3 Beurteilung

Anstieg auf > 10 ng/ml
   => Ausschluß einer somatotropen Insuffizienz

Anstieg auf < 3 ng/ml oder kein Anstieg
   => Hinweis auf somatotrope Insuffizienz

3.3 Bestimmung der nächtlichen HGH-Sekretion

3.3.1 Indikation

- Verdacht auf Wachstumshormonmangel
- Abklärung von Minderwuchs

3.3.2 Durchführung

- nachts (Beginn 20 Uhr)
- führen eines genauen Schlafprotokolls (Dokumentation von Schlaf/Wachzeiten)
- Zeitschema:

    0 Minuten
    - venösen Zugang legen (Venenverweilkatheter mit 3-Wegehahn)
    - 1. Blutentnahme
      ≥4 ml Serum für HGH-Bestimmung

    ab 90 Minuten nach dem Einschlafen in 20 minütigen Abständen über mehrere Stunden
    - wiederholte Blutentnahmen
      ≥4 ml Serum für HGH-Bestimmung

3.3.3 Beurteilung

- Voraussetzung zur Auswertung ist, daß der Patient einen signifikanten Zeitraum geschlafen hat (dokumentiert im Schlafprotokoll)

Anstieg auf > 10 ng/ml
=> Ausschluß einer somatotropen Insuffizienz

Anstieg auf < 3 ng/ml
=> Hinweis auf somatotrope Insuffizienz

3.4 GHRH-Test

3.4.1 Indikation

- Abklärung einer HVL-Insuffizienz
- Verdacht auf somatotrope Insuffizienz

3.4.2 Kontraindikation

- entgleister Diabetes mellitus

3.4.3 Durchführung

- morgens, nüchtern (Kohlenhydrataufnahme supprimiert HGH)
- Dosisberechnung:
 GHRH 1 µg /kg Körpergewicht oder Standarddosis von 100µg
- Zeitschema:

0 Minuten	•	venösen Zugang legen mit 3-Wege-Hahn
	•	1. Blutentnahme $\geq$4 ml Serum für HGH-Bestimmung
	•	i.v. Injektion von GHRH (GHRH Ferring®) als Bolus
30 Minuten	•	2. Blutentnahme $\geq$4 ml Serum für HGH-Bestimmung
60 Minuten	•	3. Blutentnahme $\geq$4 ml Serum für HGH-Bestimmung
90 Minuten	•	4. Blutentnahme $\geq$4 ml Serum für HGH-Bestimmung
	•	am Testende den Patienten eine kleine Mahlzeit einnehmen lassen

3.4.4 Beurteilung

Anstieg auf > 10 ng/ml
 => Ausschluß einer somatotropen Insuffizienz

Anstieg auf < 3 ng/ml
 => Hinweis auf somatotrope Insuffizienz

3.5 Arginintest

3.5.1 Indikation

- Alternative bei der Abklärung einer HVL-Insuffizienz
- Verdacht auf somatotrope Insuffizienz

3.5.2 Kontraindikationen

- Niereninsuffizienz, schwere Leberschädigung

3.5.3 Durchführung

- morgens, nüchtern (Kohlenhydrataufnahme supprimiert HGH)
- Dosisberechnung:
  Kinder: 0,5 g Arginin/Kg Körpergewicht in Aqua injectabile
  Erwachsene mit Körpergewicht > 60 kg: 30g
  Pharmazeutische Darreichungsform: L-Arginin-Hydrochlorid 21%-ig
  (21 g/100 ml = 1 Molar) in Amp. zu 20 ml (4,2 g) (z.B. von Fresenius, Braun, Pfrimmer)
  => für 60 kg Körpergewicht 140 ml Arginin-Lsg. (7 Amp.) in 0,9 % NaCl, Gesamtvol. 500 ml)
- Zeitschema:

0 Minuten	• Legen eines venösen Zugangs mit 3-Wege-Hahn
	• 1. Blutentnahme Serum für HGH-Bestimmung
	• Infusion von Arginin, *langsam* über 30 Minuten
30 Minuten	• 2. Blutentnahme Serum für HGH-Bestimmung
60 Minuten	• 3. Blutentnahme Serum für HGH-Bestimmung
90 Minuten	• 4. Blutentnahme Serum für HGH-Bestimmung

- Beachte: Späthypoglykämien möglich
  - am Testende den Patienten eine kleine Mahlzeit einnehmen lassen

3.5.4 Beurteilung

- Beachte: nur 65 - 75% gesunder Kontrollpersonen erreichen einen Wert von 7 ng/ml, ein geringerer Anstieg kann durch Adipositas oder Hypothyreose bedingt sein

Anstieg von HGH auf > 10 ng/ml
=> Ausschluß einer somatotropen Insuffizienz

Anstieg von HGH auf < 3 ng/ml
=> bei allen Patienten mit somatotroper Insuffizienz aber auch bei 25-35% von Normalpersonen

4 Gonadotrope Funktion

4.1 LHRH-Test

4.1.1 Indikationen

- Verdacht auf Insuffizienz der gonadotropen Hypophysen-Partialfunktion
- Differentialdiagnose zwischen primärem und sekundärem Hypogonadismus bzw. primärer und sekundärer Ovarialinsuffizienz

4.1.2 Kontraindikationen

- große Hirntumoren, Epilepsie (Auslösung eines Krampfanfalles möglich)

4.1.3 Durchführung

- bei Frauen möglichst in der frühen Follikelphase (Tag 1-7 des Zyklus)
- Zeitschema:

0 Minuten
- 1. Blutentnahme
  ≥ 8 ml Serum für LH u. FSH
- Injektion von 100 µg LHRH i.v. als Bolus
  (LHRH Ferring® Amp. = 100µg/1ml, Relefact LH-RH® 1 Amp.
  = 100µg/1ml o. 25µg/1ml, GnRH Serono®, 1 Amp. = 100µg)
  (bei Verwendung eines Butterfly ist das Nachspülen mit mindestens 5 ml NaCl-Lösung erforderlich)

30 Minuten
- 2. Blutentnahme
  ≥ 8 ml Serum für LH- u. FSH-Bestimmung

4.1.4 Beurteilung

Referenzbereiche

Basalwerte:

Follitropin (FSH)	f	präpubertär	<2 U/l
		Follikelphase	2-12
		Ovulationsphase	10-20
		Lutealphase	2-10
		postmenopausal	>20
	m		1-7
Lutropin (LH)	f	präpubertär	<2 U/l
		Follikelphase	2-12
		Ovulationsphase	40-00
		Lutealphase	1-2
		postmenopausal	>20
	m		2-10

stimulierte Werte:
LH-Anstieg auf 3 x Basalwert
FSH-Anstieg auf 2 x Basalwert

Beachte: geringerer Anstieg unter Medikation mit Sexualsteroiden (Östrogene, Testosteron)

mögliche Befunde

beide Geschlechter
LH-Anstieg auf 3 x Basalwert
FSH-Anstieg auf 2 x Basalwert
=> kein Hinweis für gonadotrope HVL-Insuffizienz
(unzureichender FSH-Anstieg bei normalem LH-Anstieg ist nicht unbedingt als pathologisch zu werten)

LH und/oder *FSH* basal im Referenzbereich und Testosteron/Östradiol erniedrigt
=> Hinweis auf sekundären Hypogonadismus

Frauen (zur Beurteilung ist die Kenntnis des Östrogenwertes wünschenswert)
• die Stimulierbarkeit der Gonadotropine variiert erheblich im Verlauf des Menstruationszyklus (LH ist am stärksten periovulatorisch und in der Lutealphase, am schwächsten in der Follikelphase stimulierbar; FSH am stärksten periovulatorisch, schwächer in Follikel- u. Lutealphase) untenstehende Angaben sind deshalb nur grobe Beurteilungskriterien:

LH und/oder *FSH* basal erniedrigt und/oder Anstieg unzureichend
=> komplette bzw. partielle Insuffizienz der gonadotropen HVL-Funktion

LH/FSH basal > 2 und
LH-Anstieg überschießend
=> Hinweis auf Syndrom polycystischer Ovarien (PCO)

Männer (zur Beurteilung ist die Kenntnis des Testosteron wünschenswert)
LH und/oder *FSH* basal erniedrigt und/oder Anstieg unzureichend
=> komplette bzw. partielle Insuffizienz der gonadotropen HVL-Funktion

LH und/oder *FSH* basal erhöht und Anstieg überschießend
=> Hinweis für primären Hypogonadismus

4.2 LHRH-Pumpentest

4.2.1 Indikationen

- Differenzierung zwischen hypogonadotropem Hypogonadismus und Pubertas tarda
- Ausschlußtest bei schwach positivem Ausfall des LHRH-Testes, d.h. wenn Δ LH zwischen 3 - 10 IU/l
- keine zusätzliche Information wenn LHRH-Test stark positiv oder negativ

4.2.2 Durchführung

von Tag 0 (18 Uhr) bis Tag 2 (6 Uhr)
- 5 µg LHRH-Puls (z.B. LHRH Ferring®) alle 90 Minuten i.v. oder via Zyklomat-Pumpe s.c. über 36 Std.

Tag 2 (8 Uhr)
- regulärer LHRH-Test gemäß obigem Schema (1.4.1)

4.2.3 Beurteilung

Δ LH im LHRH-Test < 2,5 IU/l
=> hypogonadotroper Hypogonadismus wahrscheinlich

Δ LH im LHRH-Test > 4,0 IU/l
=> Pubertas tarda wahrscheinlich

4.3 HCG-Test

4.3.1 Indikation

- Differentialdiagnose von Anorchie und Kryptorchismus
- Nachweis von funktionsfähigem Testisgewebe bei Intersexualität (z.B. Pseudohermaphroditismus masculinus)

4.3.2 Durchführung

- Zeitschema:

0 Stunden	•	1. Blutentnahme ≥4 ml Serum für Testosteron -Bestimmung [weißer Monovette]
	•	5000 IE hCG i.m. (Primogonyl®, Pregnesin®) injezieren
72 Stunden	•	2. Blutentnahme ≥4 ml Serum für Testosteron -Bestimmung [weißer Monovette]

4.3.3 Beurteilung

Testosteronanstieg auf > 4 nmol/l (in der Pubertät) oder auf 1,5 - 2,5 x Ausgangswert
=> Testisgewebe vorhanden

Testosteron basal nicht nachweisbar und keine Stimulation möglich
=> kein funktionelles Testisgewebe vorhanden

5 Thyreotrope Funktion

5.1 TRH-Test mit Bestimmung von TSH

5.1.1 Indikation

- Verdacht auf sekundäre oder tertiäre Hypothyreose (TSH-Mangel bei HVL-Insuffizienz bzw. endogener TRH-Mangel im Rahmen einer hypothalamischen Erkrankung)
- bei unplausiblen Schilddrüsenparameter-Konstellationen
- nicht indiziert bei Verdacht auf primäre Hypothyreose
- nicht indiziert zum Ausschluß einer primären Hyperthyreose (bei Verfügbarkeit eines TSH-Assays mindestens der 3. Generation, d.h. mit einer funktionalen Assaysensitivität von $\leq 0{,}01$ mU/L)

5.1.1 Kontraindikation

- großer intrakranieller Tumor, Epilepsie

5.1.2 Durchführung

- Beachte: als Nebenwirkung tritt häufig ein leichtes Wärmegefühl auf
- Zeitschema:

0 Minuten	• 1. Blutentnahme Serum zur TSH-Bestimmung
	• Injektion von 200 µg TRH i.v. (Antepan®, Relefact TRH®, Thyroliberin® o.ä.) (bei Verwendung eines Butterfly ist das Nachspülen mit mindestens 5 ml NaCl-Lösung erforderlich)
30 Minuten	• 2. Blutentnahme Serum zur TSH-Bestimmung

5.1.3 Beurteilung

- zur Beurteilung ist die Kenntnis der peripheren Hormonwerte (fT3, fT4) erforderlich

Referenzbereich

TSH basal normal (0,3 - 4,0 mU/l), Δ TSH 2 - 20 mU/l und fT4 normal
=> euthyreote Stoffwechsellage

mögliche Befundkonstellationen

TSH basal normal, Δ TSH > 20 mU/l und fT4 normal oder erniedrigt
=> eingeschränkte thyreotrope Hypophysenfunktion
(verminderte Bioaktivität des TSH)

TSH basal erniedrigt, Δ TSH < 2 mU/l und fT4 erniedrigt
=> eingeschränkte thyreotrope Hypophysenfunktion

6 Laktotrope Funktion

6.1 TRH-Test mit Bestimmung von Prolaktin

6.1.1 Indikation

- Differenzierung zwischen sekundärer Hyperprolaktinämie und Prolaktinom

6.1.2 Durchführung

0 Minuten	• 1. Blutentnahme Serum zur Prolaktin-Bestimmung • Injektion von 200 µg TRH i.v. (Antepan®, Relefact TRH®, Thyroliberin® o.ä.) (bei Verwendung eines Butterfly ist das Nachspülen mit mindestens 5 ml NaCl-Lösung erforderlich)
30 Minuten	• 2. Blutentnahme Serum zur Prolaktin-Bestimmung

6.1.3 Beurteilung

Referenzbereiche

basal:	f Prolaktin	< 25 ng/ml
	m Prolaktin	< 20 ng/ml

mögliche Befunde

Prolaktinanstieg um das 2-5 fache
=> Hinweis für sekundäre Hyperprolaktinämie, Prolaktinom unwahrscheinlich
kein Prolaktinanstieg
=> Hinweis auf Prolaktinom

7 Hypophysenhinterlappen

7.1 orientierende Funktionsprüfung

7.1.1 Indikation

- Verdacht auf Diabetes insipidus

7.1.2 Kontraindikation

- Eksikkose mit exzessiver Trinkmenge

7.1.3 Durchführung

- ab 20 Uhr abends nicht mehr trinken
- am Morgen des nächsten Tages Bestimmung von Urin- und Serumosmolalität

7.1.4 Beurteilung

- Beachte: Glukosurie muß ausgeschlossen sein (Überprüfung durch Urin-Teststreifen)

Referenzbereiche

Osmolalität im Serum 285 - 295 mosm/kg

Osmolatiät im Urin 400 - 1400 mosm/kg

typische Befundkonstellationen

Urinosmolalität < 600 mosmol/kg
=> Verdacht auf Diabetes insipidus, weitere Tests erforderlich

Urinosmolalität 600 - 800 mosmol/kg
=> Diabetes insipidus unwahrscheinlich,
weitere Tests fakultativ, je nach klinischem Bild

Urinosmolalität > 800 mosmol/kg
=> Diabetes insipidus ausgeschlossen

7.2 Durstversuch

7.2.1 Indikation

- Verdacht auf Diabetes insipidus
- Differentialdiagnose zwischen Diabetes insipidus centralis und renalis

Beachte: Blut für ADH-Bestimmung kalt zentrifugieren, Serum transferieren, einfrieren und auf Trockeneis versenden;

7.2.2. Durchführung

- Dauer 4-18 Std., abhängig vom Eintreten einer der Abbruchkriterien (s. u.)
- 8.00 Blase entleeren, dann Testbeginn nach folgendem Schema:

Uhrzeit	Körpergewicht	spez. Gewicht i. U.	Urinosmolalität	Serumosmolalität	(ADH)
8.00					
10.00					
12.00					
14.00					
16.00					
18.00					
20.00					
22.00					
24.00					
2.00					
4.00					

Test wird abgebrochen, wenn
- Urinosmolalität > 800 mosmol /kg (bzw. spez. Gewicht > 1020 g/l), (schließt Diabetes insipidus aus)
- Urinausscheidung < 30 ml/Stunde
- Urinosmolalität < 30 mosmol/kg/Std. zunehmend
- Gewichtsverlust > 3-5 % des Ausgangsgewichtes und bei deutlichen Zeichen einer Exsikkose

Folgende Parameter werden am Testende bestimmt:

Körpergewicht	spez. Gewicht i. U.	Urinosmolalität	Serumosmolalität	ADH

bei Testende zur Differentialdiagnose Diabetes insipidus centralis, wenn:
- Urinosmolalität < 800 mosmol /kg (bzw. spez. Gewicht < 1020 g/l)
- Urinausscheidung > 30 ml/Stunde

subkutane Gabe von 1 Amp. Minirin® (= 4 µg Desmopressin),
Fortsetzung des Durstens:

	Körper-gewicht	spez. Gewicht i. U.	Urin-osmolalität
nach 30 min			
nach 60 min			

7.2.3 Beurteilung

- Dauer bis zur maximalen Urinkonzentrierung 4-18 Std.

eindeutige Befundkonstellationen

- Ausgangs-Urinosmolalität > 800 mosm/kg
  => kein Diabetes insipidus

- Ausgangs-Serumosmolalität > 285 mosm/kg und
- fehlender Anstieg der Urinosmolalität (< 400 mosm/kg) und
- Anstieg der Urinosmolalität nach Vasopressingabe (> 9%)
  => Diabetes insipidus centralis

- Ausgangs-Serumosmolalität < 285 mosm/kg und
- Anstieg der Urinosmolalität 400 -800 mosm/kg und
- kein Anstieg der Urinosmolalität nach Vasopressingabe (< 9%)
  => primäre Polydipsie

7.3 Kochsalzinfusionstest mit ADH-Bestimmung (Hickey-Hare-Test)

7.3.1 Indikation

- Nicht eindeutige Einordnung des Krankheitsbildes nach dem Ergebnis des Durstversuchs (insbesondere Differentialdiagnostik partieller Diabetes insipidus vs. primäre Polydipsie)

7.3.2 Kontraindikation

- manifeste Herzinsuffizienz

7.3.3 Durchführung

- von 7.30 bis 8 Uhr Zufuhr von 20 ml/kg KG ungesüßten Tees anschließend über 2 Stunden Urinsammlung alle 15 Minuten und jeweils Nachtrinken der ausgeschiedenen Menge in Form von ungesüßtem Tee
- Um 10 Uhr Blase entleeren
  Anlegen einer Infusion (größerlumige Venenverweilkanüle) und Legen einer weiteren Braunüle am andern Arm zur Blutentnahme
- Infusion einer 5%-Kochsalzlösung mit 0,06 ml/kg/min über 2 Std.
- Blutentnahme zu den Zeitpunkten 0, 30, 60, 90, 120 Min.: Na, ADH, Serumosmolalität
- Ggf. anschließend Gabe von Desmopressin (Minirin®) zum Ausschluß eines Diabetes insipidus renalis nach dem Schema am Ende des Durstversuches

7.3.4 Beurteilung

Referenzbereich

deutlicher Anstieg des ADH-Spiegels (ca. 2-5 ng/l) mit steigender Serumosmolalität (Normalpersonen und Patienten mit Polydipsie)

Pathologischer Befund

fehlender Anstieg des ADH-Spiegels mit steigender Serumosmolalität

8 Phäochromozytom

8.1 Katecholamin-Bestimmung im 24-Stunden-Urin

8.1.1 Indikation

- Bestätigung oder Ausschluß eines Phäochromozytoms
- Screening-Test bei Verdacht auf ein Phäochromozytom im Rahme einer multiplen endokrinen Neoplasie

8.1.2 Durchführung

- falls klinisch möglich, Absetzen von Medikamenten mindestens eine Woche vor Testbeginn; (periphere Vasodilatatoren, z.B. Calcium-Antagonisten, Minoxidil, Nitro-Verbindungen, Alpha-Blocker sowie Phenothiazine, Theophyllin und MAO-Inhibitoren, können zu einer Erhöhung der Katecholaminausschüttung führen)
- gleichzeitige starke körperliche Aktivität, Einnahme von fluoreszierenden Substanzen (z.b. Tetrazykline, Ampicillin, Erythromycin, Chinidin) und bestimmte Nahrungs- und Genußmittelmittel (z.b. Bananen, Käse, Nüsse, Schokolade, Eier, Kaffee, Tee, ALkohol, Nikotin) vermeiden, da diese Faktoren zu falsch positiven Werten führen
- Ansäuern der Sammelgefäße vor Beginn der Urinsammlung mit 40 ml 25%iger Salzsäure (HCl)
- nach Ablassen des Morgenurins (z.B. um 7 Uhr) Beginn der Urinsammlung in vorbereitetes Probengefäß über 24 Std. (im Bsp. nächster Morgen 7 Uhr)
- Einsenden von 10 ml Bestimmung der Katecholamine (Adrenalin u. Noradrenalin) einer Probe des Sammelurins und Angabe der Gesamtmenge des Sammelurins

8.1.3 Beurteilung

Referenzbereiche

Adrenalin	bis 20 µg/Tag
Noradrenalin	bis 80 µg/Tag

pathologischer Befund

Erhöhung der Adrenalin- und /oder Noradrenalin-Ausscheidung
=> Phäochromozytom wahrscheinlich (Sensitivität 70 - 75 %)

Adrenalin- und /oder Noradrenalin-Ausscheidung normal
=> Phäochromozytom unwahrscheinlich (Spezifität 90 - 95 %)

8.2 Clonidin-Test

8.2.1 Indikation

- Verdacht auf Phäochromozytom

8.2.2 Durchführung

- Absetzen aller zentral wirksamen Antihypertensiva; Moxonidin (z.B. Physiotens®, Cynt®), α-Methyl-Dopa (z.B. Sembrina®, Presinol®) Clonidin (Catapresan®) mindestens 24 Std. vor Testbeginn; Guanfacin (Estulic®), Reserpin (z.B. Briserin® , Modenol® u.a.) mindestens 1 Woche vor Testbeginn
  Beachte: Medikamente nicht abrupt absetzen wg. „Rebound-Effekt", d.h. ausschleichen und Umsetzen auf Alternativmedikation (z.B. Calciumantagonist)
- morgens, nüchtern
- Kühlung der Blutproben (Kühlschrank 4° C) bis zum Transport ins Labor
- Zeitschema:

mind. - 1 Std.	• Bettruhe
- 0,5 Std.	• legen eines venösen Zuganges
0 Std.	• 1. Blutentnahme 10 ml EDTA-Plasma für Adrenalin- u. Noradrenalin-Bestimmung
	• orale Gabe von 0,15 mg Clonidin (z.B. Catapresan®)
1 Std.	• 2. Blutentnahme 10 ml EDTA-Plasma für Adrenalin- u. Noradrenalin-Bestimmung
2 Std.	• 3. Blutentnahme 10 ml EDTA-Plasma für Adrenalin- u. Noradrenalin-Bestimmung
3 Std.	• 4. Blutentnahme 10 ml EDTA-Plasma für Adrenalin- u. Noradrenalin-Bestimmung

Untersuchungen und Funktionsteste

8.2.3 Beurteilung

- Beurteilung der Basalwerte, des maximal supprimierten Wertes und der Rate des Absinkens

Referenzwerte

Basalwerte
Adrenalin	50 - 150 pg/ml
Noradrenalin	200 - 500 pg/ml
Adrenalin + Noradrenalin	≤ 550 pg/ml

nach Clonidin-Gabe
Absinken erhöhter Werte in den Referenzbereich oder
Abfall nach 3 Std. auf mindestens 50% des Basalwertes bzw.
bei *kontinuierlichem* Absinken der Werte nach 1, 2 u. 3 Std.
auf 80% des Basalwertes

Pathologischer Befund

Adrenalin + Noradrenalin basal > 550 ng/l und/oder fehlendes Absinken bzw. Anstieg der Katecholamime
=> Phäochromozytom sehr wahrscheinlich (Sens. 85%, Spez. 100%)

9 Primärer Hyperaldosteronismus

9.1 Voraussetzungen zur laborchemischen Diagnostik

- folgende Medikamente müssen 2 - 6 Wochen vor der Funktionsdiagnostik abgesetzt werden (Interferenz mit Renin/Aldosteron in absteigender Reihenfolge):
  Schleifendiuretika (4 Wo.), Thiaziddiuretika (4 Wo.), Spironolacton (6 Wo.), ACE-Hemmer (2 Wo.), zentrale α-Blocker (Clonidin, Monoxidin, 1 Wo.), ß-Blocker (1 Wo.)
- Antihypertensiva ohne Interferenz mit Renin/Aldosteron: Calciumantagonisten
- eine ausreichende NaCl-Zufuhr muß vor der Diagnostik gewährleistet sein d.h. *keine* salzarme Kost („Normalkost" mit ca. 100-200 mmol Natrium, mind. 7 g pro Tag)

9.2 Renin-Aldosteron-Bestimmung/Orthostasetest

9.2.1 Indikation

- Diagnosesicherung eines primären Hyperaldosteronismus
- Differentialdiagnose zwischen Aldosteron-produzierendem Adenom (APA) [bzw. primär makronodulärer Hyperplasie (PMH) bzw. glucocorticoidsupprimierbarem Hyperaldosteronismus (GSH)] und idiopathischem Hyperaldosteronismus (IHA)

9.2.2 Durchführung

- morgens nach nächtlicher Bettruhe oder nach mindestens einstündiger Bettruhe
- Proben müssen in Eis*wasser* ins Labor transportiert werden (durch Transport in einem Behälter mit Eiswürfeln allein kann *keine* ausreichende Kühlung erreicht werden)
- Zeitschema:

1 Stunde	•	Bettruhe mindestens eine Stunde vor Testbeginn
0 Stunden	•	1. Blutentnahme 10 ml EDTA-Plasma zur Bestimmung der Plasma-Renin-Aktivität und Plasma-Aldosteron
	•	Patient geht umher (Orthostase)
2 Stdunden	•	2. Blutentnahme 10 ml EDTA-Plasma zur Bestimmung der Plasma-Renin-Aktivität und Plasma-Aldosteron

9.2.3 Beurteilung

- Beurteilung der Basalwerte und des Anstieges

Referenzbereiche

Basalwerte
Renin-Aktivität	0,3 - 3	ng/ml/h
Aldosteron	3,5 - 11,5	ng/dl

Werte unter Orthostase
Anstieg von Renin-Aktivität und Aldosteron um 50-200%

Renin-Aktivität	1,8 - 6,3	ng/ml/h
Aldosteron	10 - 35	ng/dl
Renin/Aldosteron-Quotient	<30 - 50	

Diagnose des primären Hyperaldosteronismus

für einen primären Hyperaldosteronismus sprechen

Renin-Aktivität in Ruhe erniedrigt	<0,1 - (0,4) ng/ml/h
in Orthostase supprimiert	<0,2 - (0,4) ng/ml/h
Aldosteron in Ruhe erhöht	>11,5 ng/dl
Renin/Aldosteron-Quotient unter Orthostase erhöht	>50

Differentialdiagnose des primären Hyperaldosteronismus

Renin erhöht
=> Hinweis für sekundären Hyperaldosteronismus

deutlicher Anstieg von Plasma-Aldosteron nach Orthostase
=> Normalperson oder
=> idiopathischer Hyperaldosteronismus (IHA)

kein Anstieg (oder gar Absinken) von Plasma-Aldosteron unter Orthostase
=> Aldosteron-produzierendes Adenom (APA), Glukocorticoid-supprimierbarer Hyperaldosteronismus (GSH) oder primär makronoduläre Hyperplasie (PMH)

9.3 Kochsalzbelastungstest

9.3.1 Indikation

- Reservetest zur Differentialdiagnose der arteriellen Hypertonie (primärer/sekundärer Hyperaldosteronismus) bzw. Diagnosesicherung des primären Hyperaldosteronismus

9.3.2 Kontraindikation

- manifeste Herzinsuffizienz

9.3.3 Durchführung

- morgens, nüchtern
- Regelmäßige RR-Überwachung und Kontrolle des Serum-Kaliums, da die Hypokaliämie unter Kochsalzbelastung bei primärem Hyperaldosteronismus stärker ausgeprägt ist.
- Zeitschema:

mind. - 1 Std.	• Bettruhe
0,5 Stunden	• Legen eines venösen Zuganges
0 Stunden	• Blutentnahme 10 ml EDTA-Plasma für Plasma-Aldosteron-Bestimmung
	• Infusion von 3 l einer 0,9% NaCl-Lösung über 6 Stunden
1-6 Stunden	• Blutentnahme stündlich
	Vollblut für Serum-Kalium-Bestimmung im Analysegerät auf Intensivstation
6 Stunden	• Blutentnahme ≥ 10 ml EDTA-Plasma für Plasma-Aldosteron-Bestimmung

am Testende den Patienten etwas essen lassen

9.3.4 Beurteilung

Referenzbereich

Suppression von Plasma-Aldosteron (< 5 ng/dl)

Pathologischer Befund

Keine adäquate Suppression von Aldosteron
=> primärer Hyperaldosteronismus

9.4 Captopriltest

9.4.1 Indikation

- Reservetest zur Differentialdiagnose der arteriellen Hypertonie (primärer/sekundärer Hyperaldosteronismus), wenn Kochsalzbelastungstest kontraindiziert (manifeste Herzinsuffizienz)

9.4.2 Testprinzip

- ACE-Hemmer (z.B. Captopril) verhindert die Entstehung von Angiotensin II
  => verminderte Aldosteronsekretion und
  => erhöhte Reninsekretion

9.4.3 Durchführung

- morgens, nüchtern
- Regelmäßige RR-Überwachung (alle 30 Min.)
- Zeitschema:

0 Stunden
- Bettruhe mindestens eine Stunde vor Testbeginn
- Blutentnahme
  10 ml EDTA-Plasma
  für Renin- und Aldosteron-Bestimmung

2 Stunden
- orale Gabe von 25 mg Captopril (z.B. tensobon®, Lopirin®)
- Blutentnahme
  ≥ 10 ml EDTA-Plasma
  für Renin- und Aldosteron-Bestimmung

am Testende den Patienten etwas essen lassen

9.4.4 Beurteilung

=> primärer Hyperaldosteronismus:
   fehlendes Absinken von Plasma-Aldosteron (bleibt > 15 ng/dl) und keine bzw. minimale Modulation von Renin; Tendenz zum Abfall des Aldosterons bei IHA

=> Essentielle Hypertonie/Gesunde:
   Absinken von Aldosteron (< 15 ng/dl) und reaktiver Anstieg des Renins

=> Renovaskulärer Hypertonus:
   Mindestens 300 % Anstieg des Renins

9.5 Selektive bilaterale Nebennierenvenenblutentnahme

9.5.1 Indikation

- Bei gesichertem primärem Hyperaldosteronismus und unklarem Nebennieren-CT-Befund (kein adrenaler Tumor >0,5-1 cm oder bilaterale Veränderungen) zur Sicherung der differentialdiagnostischen Einteilung zwischen Aldosteron-produ-zierendem Adenom und bilateraler Hyperplasie bzw. Lokalisationsdiagnostik. Sensitivität ca. 95 - 100 %.
- Zur besseren Beurteilbarkeit bzw. zur Beurteilung der Qualität der Katheterisierung muß parallel Cortisol in den Proben mitbestimmt werden; eine gleichzeitige ACTH-Infusion ist nicht nötig.

9.5.2 Kontraindikationen

- Antikoagulation, hämorrhagische Diathese, Thrombozytopenie, Infektionen im Punktionsbereich
- Kontrastmittelallergie

9.5.3 Durchführung

- Vorbereiten von ca. 10 x 10 ml EDTA-Röhrchen zur Bestimmung von Plasma-Aldosteron und von ca. 10 x 10 ml Röhrchen zur Bestimmung von Cortisol im Hormonlabor.
- Die Untersuchung sollte in einer Klinik mit einschlägiger Routine durchgeführt werden. Nach Einführung eines Katheters über die V. femoralis in die Nebennierenvenen (insbesondere rechts oft nur durch einen erfahrenen Untersucher möglich) wird Blut aus den Nebennierenvenen, Nierenvenen und zusätzlich aus der infrarenalen und suprarenalen V. cava inferior entnommen.
- Die Röhrchen zur Bestimmung von Plasma-Aldosteron müssen in Eiswasser tranportiert werden. Nach Rückkehr auf Station müssen die Röhrchen sofort abzentrifugiert werden; auf ein korrektes Ausfüllen der Begleitformulare und eine korrekte Beschriftung der Röhrchen ist zu achten.

9.5.4 Beurteilung

- Bei Vorliegen eines Aldosteron-produzierenden Adenoms ist der Quotient Aldo-steron/Cortisol im Venenblut der Adenom-tragenden Nebenniere deutlich höher als im peripheren Venenblut, während der Quotient im Venenblut der Gegenseite niedriger ist als im Vergleich zum peripheren Venenblut

- Bei Vorliegen eines bilateralen Hyperaldosteronismus (IHA) beidseits ein etwa gleichgroßer Aldosteron/Cortisol-Quotient.

9.6 Weitere fakultative Tests

- *Kaliumausscheidung im 24-Std.-Urin*
  Primärer Hyperaldosteronismus: Kaliumausscheidung > 30 mmol.
- *Aldosteronexkretion im 24-Std.-Urin*
  Primärer Hyperaldosteronismus: Aldosteronexkretion > 20 µg.
- *Aldosteron-18-Glukuronid-Exkretion im 24-Std.-Urin*

10 Hirsutismus/Hyperandrogenämie

10.1 ACTH-Kurztest mit Bestimmung von 17-OH-Progesteron

10.1.1 Indikation

- Bestätigung/Auschluß eines Late-Onset-AGS
- Bestätigung/Auschluß eines AGS durch 3-ß-Hydroxysteroid-Dehydrogenase-Δ 5-/Δ4-Isomerase-Mangels (<1% der Fälle von AGS); wird gewöhnlich im Kindesalter diagnostiziert -> Bestimmung von 17-α-OH-Pregnenolon

10.1.2 Durchführung

- Zeitschema:

0 Minuten	•	1. Blutentnahme Serum für 17-OH-Progesteron Serum für 17-OH-Pregnenolon (fakultativ) Serum für Cortisol-Bestimmung
	•	250 µg ACTH (Synacthen®) i.v. injizieren (bei Verwendung eines Butterfly ist das Nachspülen mit mindestens 5 ml NaCl-Lösung erforderlich)
60 Minuten	•	2. Blutentnahme Serum für 17-OH-Progesteron Serum für 17-OH-Pregnenolon (fakultativ) Serum für Cortisol-Bestimmung

10.1.3 Beurteilung

- Beurteilung des Anstiegs und des maximal erreichten Wertes von 17-OH-Progesteron und 17-OH-Pregnenolon
- hinsichtlich der Beurteilung des Corisolwertes siehe Abschn. 2

Referenzbereich

17-OH-Progesteron basal
    Follikelphase   0,2-1,0 ng/ml (0,6-3,0 nmol/l)
    Lutealphase   1,0-4,0 ng/ml (3,0-12,0 nmol/l)

17-OH-Progesteron stimuliert prämenopausal,
    frühfollikulär   1,9-4,1 ng/ml

Pathologischer Befund

17-OH-Progesteron basal erhöht, und/oder überschießender Anstieg
    (> 10 ng/ml)
    => Vorliegen eines Late-Onset-AGS

10.2 Dexamethason-Kurztest mit Bestimmung von DHEAS

10.2.1 Indikation

- Ausschluß/Bestätigung einer autonomen adrenalen Hyperandrogenäme bei erhöhten Basalwerten

10.2.2 Durchführung

- Zeitschema:

  1. Tag 8 Uhr • 1. Blutentnahme
                    Serum für DHEAS-Bestimmung

             23 Uhr • Einnahme von 2 mg Dexamethason p.o.

  2. Tag 8 Uhr • 2. Blutentnahme
                    Serum für DHEAS-Bestimmung

10.2.3 Beurteilung

Suppression auf < 50% des Ausgangswertes
=> wahrscheinlich keine autonome adrenale DHEAS-Produktion

fehlende Suppression
=> Hinweis für autonome adrenale DHEAS-Produktion
=> Langzeit-Suppressionstest erforderlich

11 Hypoglykämie

11.1 Oraler Glukosetoleranztest

11.1.1 Indikation

- Screeningtest bei Verdacht auf postprandiale Hypoglykämie

11.1.2 Durchführung

- Beginn nüchtern
- orale Aufnahme von 75 g Glukoselösung
- Blutentnahme für die Bestimmung von Blutglukose Insulin und C-Peptid zu den Zeitpunkten 0, 1, 2, 3, 4, 5 u. 6 h
- Testabbruch falls BZ < 40 mg/dl
- Bestimmung von Insulin und C-Peptid nur bei Hypoglykämie < 50 mg/dl

11.1.3 Beurteilung

Referenzbereich: Blutglukose nie < 50 mg/dl

mögliche Befundkonstellationen:

Blutglukose nie < 50 mg/dl
=> kein Hinweis für postprandiale Hypoglykämie

mehrgipfliger Blutglukose und Insulinverlauf
=> Verdacht auf Motilitätsstörungen und schubweise Magenentleerung

rascher Blutglukoseanstieg mit nachfolgend überschießendem Insulinanstieg
=> sog. „early responder" mit spätpostprandialer Hypoglykämie durch relativen Mangel an resorbierbarer Glukose

verspätete und zeitverschobene Insulinsekretion
=> sog. „late responder" mit gleichem Ergebnis wie „early responder"

Blutglukose < 40 mg/dl
=> Verdacht auf Insulinom (zur Auswertung siehe Abschnitt „Hungertest")

11.2 Standardisierte Testmahlzeit

11.2.1 Indikation

- Verdacht auf postprandiale Hypoglykämie bei Auftreten von Hypoglykämie im oGTT
- Überprüfung des Therapiekonzeptes einer Modifiktion der anteiligen Nahrungszusammensetzung zur Vermeidung einer gesicherten postprandialen Hypoglykämie

11.2.2 Durchführung

- Beginn nüchtern
- Einnahme einer standardisierten Testmahlzeit bestehend aus ca. 20g Eiweiß, ca. 30g Fett und ca. 100g Kohlenhydrate (bei therapeutischer isokalorischer Modifikation Erhöhung des Eiweißanteils bei gleichzeitiger Erniedrigung des Kohlenhydratanteils)

Beispiel (wird in der Sationsküche zusammengestellt nach folgenden Ang.):

Nahrungsmittel	Menge (g)	Eiweiß (g)	Fett (g)	KH (g)	Kcal
Kaffe, Tee, Zucker (2 Stk)	7	-	-	7	29
Brötchen, Mischbrot	100	8	1	51	252
Butter	20	-	16	-	150
Konfitüre	30	-	-	22	87
Schnittkäse 45% F.i.Tr. (Gauda)	40	11	12	-	146
Orangensaft	200	1	-	20	86
Summe		20	29	100	750

- Blutentnahme für die Bestimmung von Blutglukose Insulin und C-Peptid zu den Zeitpunkten 0, $1/2$, 1, $1^1/_2$, 2, $2^1/_2$, 3, $3^1/_2$, 4, 5 u. 6 h
- Bestimmung von Insulin und C-Peptid nur bei Hypoglykämie < 50 mg/dl

11.2.3 Beurteilung

Referenzbereich: Blutglukose nie < 50 mg/dl

Pathologische Befunde: Auftreten von Hypoglykämie-Beschwerden und Blutglukosewerten < 50 mg/dl
=> gesicherte Diagnose einer postprandialen Hypoglykämie

11.3 C-Peptid-Suppressionstest

11.3.1 Indikation

- Verdacht auf Insulinom, falls geringe Ausgangswahrscheinlichkeit für Insulinom

11.3.2 Durchführung

- Insulininfusion mit 0,075 IU/kg/h (mit Zugabe v. 2 ml Patientenblut) über 2 h
- Messung von C-Peptid und Glucose nach 0, 30, 60, 90 und 120 min.

Auswertung	Wert	Referenzwerte	Insulinome
niedrigster C-Peptid-Wert (ng/ml) BZ zu diesem Zeitpunkt (mg/dl)		$0{,}52 \pm 0{,}19$	$1{,}40 \pm 0{,}71$
BZ/C-Peptid-Quotient		109 ± 43	21 ± 15
BZ 0 min (mg/dl)			
BZ 30 min (mg/dl)			
BZ 60 min (mg/dl)			
BZ 90 min (mg/dl)			
BZ 120 min (mg/dl)			
mittl. BZ (mg/dl)		47 ± 9	31 ± 3

11.3.3 Beurteilung

- Berechnung des Blutzucker/C-Peptid Quotienten bzw. graphische Auswertung durch Eintrag der Werte in untenstehende Graphik
- Mit dem angegebenen Referenzbereich werden Insulinome mit einer Sensitivität von 100% und einer Spezifität von 90% erfaßt.

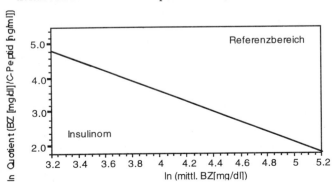

11.4 Hungertest

11.4.1 Indikation

- Nachweis bzw. Ausschluß eines Insulinoms (diagnostische Sicherheit nahe 100%)

11.4.2 Durchführung

- maximale Dauer: 72 Std.
- Patient darf trinken (Wasser oder zuckerfreie Getränke)
- venösen Zugang mit Venenverweilkatheter, mit 0,9% NaCl-Lösung offenhalten
- 20%-Glukoseinfusion in Bereitschaft am Krankenbett
- BZ-Proben fortlaufend am Eppendorf-Gerät auf Station (bzw. im OZII-Labor) bestimmen lassen (Teststreifen-Messung bei BZ <60 unzuverlässig)
- 1 x täglich Bestimmung von Keton im Urin mit Urin-Teststreifen
- alle Serum-Monovetten bei Raumtemperatur ca. 20 Minuten stehen lassen, danach auf Station zentrifugieren (hämolytisches Serum stört Insulin-Bestimmung), Serum dekantieren, im Kühlschrank verwahren.
- Serum-Monovetten asservieren; die Bestimmung von Insulin und C-Peptid erfolgt erst nach Eingang der Blutglukosewerte, die an das Hormonlabor durchzugeben sind; (üblicherweise wenn BZ < 60 mg/dl und in jedem Fall am Testende)
- Bei adrenerger (Hypoglykämie-) Symptomatik: sofortige BZ-Kontrolle, kürzere Intervalle, z.B. 1- oder 2-stündliche Blutentnahmen (Abbruchkriterien s. unten)
- bei Symptomen endokrinologischen Stationsarzt oder (zuvor informierten) Arzt vom Dienst hinzuziehen, der Arzt entscheidet über den Testabbruch.
- Allgemeine Empfehlung zum Testabbruch:
  - Bei Symptomen wie Schwitzen, Heißhungeranfälle, Unruhe, Zittern [adrenerge (Hypoglykämie-) Symptomatik]: sofortige BZ-Kontrolle, dann kürzere Intervalle, z.B. 1- oder 2-stündliche Blutentnahmen;
  - Bei Symptomen mit Bewußtseinsstörungen, Doppelbildern, Krampfanfällen [neuroglukopenische Symptomatik]: Testabbruch, Entnahme von BZ- und *zwei* Serumröhrchen (bei Testabbruch immer 1 Probe für Sulfonylharnstoff-Bestimmung)
  Infusion von 20%-Glukose

- Testabbruch: Entscheidend ist nicht nur der absolute BZ-Wert, sondern das Auftreten typischer Hypoglykämie-Symptome *mit* erniedrigten BZ-Werten (plus Besserung der Symptomatik mit KH-Zufuhr = Whipple Trias)
- Zeitschema:
    - Beginn 8:00 Uhr nüchtern mit OGTT (75 g p.o.)
    - Blutentnahmen für BZ, Insulin + C-Peptid
      (1 gelbe + 1 weiße Monovette)
      zum Zeitpunkt 0 1 2 3 4 5 6 Std.
      danach in 3-stündlichen Intervallen 9 12 usw. Std.
      bis 72 Stunden nach Testbeginn, sowie bei Testabbruch
      und bei hypoglykämischer Symptomatik
    - tägliche Überprüfung einer Azetonurie im Spontanurin
      (üblicherweise positiv nach 36-48h, typischerweise
      negativ beim Hyperinsulinismus)
    - Bestimmung von Sulfonylharnstoffen im Urin bei erniedrigtem BZ-Wert
    - Bestimmung von Insulin u. C-Peptid
        - bei BZ < 60 innerhalb von 6 h nach oraler Glucosegabe: in den Proben 0 bis 6 Stunden Bestimmung von Insulin (ggf. C-Peptid)
        - bei BZ < 60 innerhalb des weitern Verlaufs: Bestimmung von Insulin u. C-Peptid in dieser Probe und in allen weiteren Proben bis Testende bzw. bei Testabbruch
        - bei BZ immer $\geq$ 60 Bestimmung von Insulin und C-Peptid zu den Zeitpunkten 0 und 72 Stunden (Testende)

11.4.3 Beurteilung

Beurteilung der absoluten Insulin- und C-Peptidwerte:

Nachweisgrenze	– Insulin 2,0 µU/ml, C-Peptid 0,3 ng/ml
nüchtern normal	– Insulin 4,3 - 19,9 µU/ml (bei Normoglykämie) C-Peptid 1 - 3 ng/ml
bei Hypoglykämie (BZ < 40 mg/dl)	– Insulin und C-Peptid vollständig supprimiert – nachweisbares Insulin und C-Peptid => V.a. Hyperinsulinismus
bei Insulinom	– Insulin meist kleiner 200 µU/ml
exogenes Insulin	– oft größer 1000 µU/ml (C-Peptid vollst. suppr.)

Quotient aus Insulin (µU/ml) / Glucose (mg/dl) zum Zeitpunkt des niedrigsten Blutzuckerwertes
>0,3 => sehr wahrscheinlich pathologischer Hyperinsulinismus
>0,4 => nie bei Gesunden
<0,3 => Hyperinsulinismus unwahrscheinlich

12 Schilddrüsenerkrankungen

12.1 Schilddrüsensonographie

12.1.1 Technische Voraussetzungen

- B-Mode Ultraschallgerät mit Linear- oder Sektor-Schallkopf, Frequenz mindestens 5 bis 7,5 MHz
- Wünschenswert ist die zusätzliche Verwendung eines Sektorschallkopfes mit einer Sendefrequenz von 3,5 bis 5 MHz (um auch große Strumen und Strumen mit retrosternalen Anteilen möglichst vollständig darstellen und in ihrer Längsausdehnung richtig vermessen zu können)
- Die Verwendung einer Wasservorlaufstrecke kann zur besseren Ankopplung des Schallkopfes an die Halsweichteile und zur Optimierung des Bildausschnittes von Vorteil sein.
- Der jeweilige Anwender ist für die regelmäßige Kontrolle des einwandfreien technischen Zustandes des verwendeten Ultraschallgerätes verantwortlich. Um eine Vergleichbarkeit von Verlaufsuntersuchungen zu gewährleisten, sollte auf eine möglichst konstante Einstellung des verwendeten Gerätes (insbesondere Schalleistung und Verstärkung) geachtet werden.
- Herdbefunde mit einem Durchmesser von >3 mm sollten zuverlässig erkannt werden.
- Standardisierte Maßnahmen zur Qualitätskontrolle der für die Schilddrüsensonographie eingesetzten Ultraschallgeräte existieren bisher nicht.

12.1.2 Durchführung

- Die Schilddrüsensonographie sollte von einem in der Schilddrüsensonographie erfahrenen Arzt durchgeführt werden. Es ist wünschenswert, daß dem Untersucher die klinische Fragestellung, Vorbefunde und Ergebnisse laborchemischer Untersuchungen vorliegen.
- Die Untersuchung erfolgt üblicherweise im Liegen. Es werden nacheinander beide Schilddrüsenlappen im Transversal- und Longitudinalschnitt beurteilt.
- Jede Untersuchung sollte die Bestimmung des *Schilddrüsenvolumens* einschließen. Das Volumen jedes Lappens kann nach der Formel des Ellipsoids aus Länge (cm) x Breite (cm) x Tiefe (cm) x 0,5 bestimmt werden. Das Gesamtvolumen errechnet sich aus der Summe der beiden Lappenvolumina.

- Das Schilddrüsenvolumen ist alters-, geschlechts- und gewichtsabhängig. Der orientierende Referenzbereich beträgt für Frauen ≤18 ml, für Männer ≤ 25 ml; Kinder: 6-jährige ≤ 4ml, 13-jährige ≤ 8 ml, 15 - 18-jährige ≤ 15 ml.
- Der untersucherabhängige Fehler in der Volumenberechnung liegt zwischen 10 und 30%. Dies ist bei Therapieentscheidungen zu berücksichtigen. Eingeschränkt beurteilbar ist die Volumenberechnung bei sehr kleinen und sehr großen Schilddrüsen, knotig veränderten Schilddrüsen und bei Veränderungen im Bereich des Schilddrüsenisthmus.

12.1.3 Dokumentation

- Die erforderliche schriftliche Dokumentation des sonographischen Befundes sollte beinhalten:
  - das errechnete Schilddrüsenvolumen
  - Besonderheiten zu Lage und Form der Schilddrüse
  - die Beurteilung der Binnenstruktur der Schilddrüse (echonormal - echoreich - echonormal, homogen - inhomogen)
  - eine exakte Beschreibung von Lokalisation, Größe (in drei Ebenen), Echogenität und Begrenzung umschriebener Herdbefunde.
- Zusätzlich sollte eine Beurteilung benachbarter Strukturen im Halsbereich (besonders zervikale Lymphknoten, Nebenschilddrüsenregion) erfolgen.
- Die Dokumentation sollte durch Photo- oder Videoprints ergänzt werden.

12.1.4 Indikation

- Die Schilddrüsensonographie gilt als Basisuntersuchung, wenn aufgrund anamnestischer Angaben, aufgrund des klinischen Befundes oder aufgrund laborchemischer Untersuchungen der Verdacht auf eine Schilddrüsenerkrankung besteht.
- Wegen der hohen Prävalenz von Schilddrüsenkrankheiten in Deutschland kann die Durchführung einer Schilddrüsensonographie auch beim asymptomatischen Patienten indiziert sein.
- Bei Neugeborenen erlaubt die Sonographie den Nachweis eutopen Schilddrüsengewebes, jedoch keine Differenzierung zwischen Athyreose und Ektopie.
- Bei Patienten mit connataler Hypothyreose ist eine erneute Sonographie indiziert, wenn in der Regel nach zwei Jahren ein Auslaßversuch einer Schilddrüsenhormonsubstitutionstherapie durchgeführt wird.
- Der Stellenwert der farbkodierte Dopplersonographie der Schilddrüse, die Grauwertbestimmung (B-Mode Histographie) und die Peak-Flow-Messung

an der A. carotis / A. thyreoidea superior in der Diagnostik und Verlaufskontrolle von Schilddrüsenkrankheiten wird derzeit evaluiert.

12.2 Schilddrüsenszintigraphie

- Die Schilddrüsenszintigraphie erlaubt eine Beurteilung des globalen und regionalen Funktionszustandes der Schilddrüse.
- Zur Verfügung stehen die Szintigraphie mit Tc-99m, die üblicherweise eingesetzt wird und für spezielle Fragestellungen die Szintigraphie mit I-123 und die Szintigraphie mit I-131.

12.2.1 Technische Voraussetzungen und Durchführung

- Die technischen Voraussetzungen und die Durchführung der Schilddrüsenszintigraphie müssen den von der Deutschen Gesellschaft für Nuklearmedizin publizierten Forderungen zur Qualitätssicherung entsprechen.
- Es sollte heute grundsätzlich eine quantitative Auswertung mit Berechnung des Tc-99m-Uptake bzw. des I-123-Uptake erfolgen. Dieser kann als Maß für die Radiojodclearance angesehen werden.

12.2.2 Indikationen

Schilddrüsenszintigraphie mit Tc-99m
- in der Abklärung der euthyreoten Struma mit tastbaren und/oder sonographisch abgrenzbaren Knoten (Durchmesser ≥1 cm)
- bei manifester oder latenter Hyperthyreose, wenn der Verdacht auf das Vorliegen einer fokalen oder diffusen Autonomie besteht
- in diagnostisch unklaren Fällen in der Abklärung der immunogenen Hyperthyreose vom Typ M. Basedow und der chronisch lymphozytären Thyreoiditis
- als Wiederholungsuntersuchung posttherapeutisch nach Radiojodtherapie
- ggf. im Verlauf unbehandelter autonomer Adenome.

Suppressionsszintigraphie mit Tc-99m
- bei euthyreoter Stoffwechsellage und nicht supprimiertem basalen TSH-Spiegel der Verdacht auf eine fokale oder diffuse Autonomie (hiermit ist es möglich, Menge und Aktivität des autonomen Schilddrüsengewebes abzuschätzen).

Durchführung
- Gabe von 150 bis 200 µg Levothyroxin tgl. über 14 Tage *oder*
- Gabe von 2 µg Levothyroxin/kg Körpergewicht tgl. über 4-6 Wochen *oder*
- nicht empfohlen wird die einmalige Gabe von 3 mg Levothyroxin mit Durchführung der Szintigraphie nach 14 Tagen

Zu Beachten
- Die TSH-Suppression sollte bei Untersuchung durch Bestimmung des basalen TSH belegt werden
- Die Gabe von Schilddrüsenhormonen bei bereits endogen supprimiertem TSH-Spiegel ($\leq 0,1$ mU/l) erfolgt nicht.

Beurteilung
- Vom Vorliegen einer relevanten Autonomie ist bei einem erhöhten Tc-99m-Uptake unter Suppressionsbedingungen auszugehen. Als Grenzwert werden regional unterschiedlich Werte zwischen >2,0% angesehen.

Schilddrüsenszintigraphie mit I-123
- zum Nachweis ektop gelegenen Schilddrüsengewebes (z.B. Zungengrund, Struma ovarii)
- in der Diagnostik der retrosternalen Struma
- bei der connataler Hypothyreose zur Unterscheidung zwischen Ektopie und Athyreose; dies ist jedoch ohne therapeutischen Konsequenz
- mit Perchlorattest bei Patienten mit sonographischem Nachweis von Schilddrüsengewebe an typischer Stelle zur Diagnosestellung eines Organifikationsdefektes, was unter Umständen von Bedeutung für eine genetische Beratung ist

Schilddrüsenszintigraphie mit I-131
- in der Nachsorge des differenzierten Schilddrüsencarcinoms
- zur Dosisberechnung vor Radiojodtherapie benigner Schilddrüsenkrankheiten

12.2.3 Kontraindikationen

- Schwangerschaft
- bei Kindern und Jugendlichen sollte die Indikation zur Schilddrüsenszintigraphie besonders streng gestellt werden

12.3 Pentagastrintest

12.3.1 Indikation

- Screening-Test bei Verdacht auf medulläres Schilddrüsen-Karzinom (evtl. im Rahmen einer MEN Typ II)

12.3.2 Durchführung

- morgens, nüchtern
- mögliche Nebenwirkungen:
  Übelkeit, Bauchkrämpfe, Wärmegefühl, Kollaps
- Zubereitung
  1 Amp. Pentagastrin (Peptavlon®, Zeneca) erhältlich über internationale Apotheke aus England) 500 µg = 2 ml
  Verdünnen 1 : 10 mit 0,9% NaCl -> 500 µg = 20 ml;
- Dosisberechnung
  0,5 µg Pentagastrin / kg KG (-> 1,4 ml obiger Lösung für 70 kg Person)
- Zeitschema

0 Minuten		• venösen Zugang legen (Venenverweilkatheter mit 3-Wegehahn)
		• 4 ml Serum für Calcitoninbestimmung entnehmen
		• Injektion von Pentagastrin als Bolus i.v. bei Verwendung eines Butterfly ist das Nachspülen mit mindestens 5 ml NaCl-Lösung erforderlich)
2 Minuten		• Blutentnahme für Calcitoninbestimmung
5 Minuten		• Blutentnahme für Calcitoninbestimmung

12.3.3 Beurteilung

Referenzbereiche

Basalwerte	f	< 4,2 pg/ml
	m	< 17 pg/ml
nach Pentagastrin		kein Anstieg

Pathologischer Befund

Erhöhung des Basalwertes oder Anstieg von Calcitonin auf > 56 pg/ml (f) bzw. 125 pg/ml (m)
=> C-Zell-Karzinom sehr wahrscheinlich (DD: Niereninsuffizienz)

Erhöhung des Basalwertes ohne Anstieg von Calcitonin
=> häufig bei Niereninsuffizienz zu beobachten

12.4 Punktionszytologie der Schilddrüse

12.4.1 Indikation

- klinischer Malignomverdacht (harter, derber Knoten)
- sonographischer Malignomverdacht (Echoarmut, unscharfe Begrenzung, kleinschollige Verkalkung)
- szintigraphisch nicht-speichernde Knoten >1 cm
- schnellwachsenden umschriebenen Veränderungen der Schilddrüse
- Verdacht auf Tumorrezidiv bei Patienten mit behandeltem Schilddrüsenkarzinom
- Verdacht auf intrathyreoidale Metastasen
- Schilddrüsenzyste >1 cm
- akute eitrige Thyreoiditis (zur Anfertigug eines Antibiogramms)
- zur Sicherung der Diagnose in diagnostisch unklaren Fällen, z.B. bei
  - subakuter Thyreoiditis
  - chronisch lymphozytärer Thyreoiditis

12.4.2 Voraussetzungen

- einen in der Punktionstechnik erfahrenen Arzt
- einen in der Beurteilung erfahrenen Zytopathologen
- Weitergabe wichtiger Befunde des Patienten und der exakten klinischen Fragestellung an den beurteilenden Zytopathologen
- Häufigkeit von Punktaten, die wegen Zellarmut nicht beurteilbar sind unter 10%

12.4.3 Durchführung

- am liegenden Patienten nach Hautdesinfektion ohne Lokalanästhesie
- Verwendung von Einmalkanülen mit einem Außendurchmesser von 0,6-0,7 mm
- möglichst unter sonographischer Kontrolle
- Ausstrich des Präparates auf Objektträger und Lufttrocknung
- Punktion einer Schilddrüsenzyste
  - Zentrifugieren des Punktats (Zytozentrifugenpräparat)
  - bei Versand der Zystenflüssigkeit zur Pathologie im Hause ist kein spezieller Zusatz erforderlich
  - ggf. nach Entleerung der Zyste nochmalige gezielte Punktion solider Zystenanteile

12.5 Genetische Diagnostik beim familiären medullären Schilddrüsenkarzinom (FMTC) und der multiplen endokrinen Neoplasie Typ 2 (MEN 2)

- Bisher sind sieben verschiedene Keimbahnmutationen im RET-Protoonkogen (Chromosom 10q13) bei Patienten mit MEN 2 bzw. FMTC gefunden worden. Bei über 97% der MEN 2 Familien ist eine dieser Mutationen nachweisbar.

12.5.1 Indikation

- bei positiver Familienanamnese:
  - Nachweis der spezifischen Mutation im RET-Protoonkogen bei den sicher betroffenen Familienmitgliedern
  - Untersuchung aller Blutsverwandten gezielt auf das Vorliegen dieser Mutation
- bei negativer Familienanamnese:
  - Suche nach Mutationen im RET-Protoonkogen bei dem betroffenen Patienten

12.5.2 Durchführung

- Entnahme von 2 Monovetten á 10ml EDTA-Blut; nicht abzentrifugieren
- Probe senden an ein entsprechend spezialisiertes Labor

12.5.3 Klinische Konsequenzen

- Identifikation von Genträgern im präsymptomatischen Stadium, möglichst im Kindesalter. Ist eine Person nicht Träger einer Mutationen im RET-Protoonkogen, ist das Risiko an einem medullären Schilddrüsenkarzinom zu erkranken nicht erhöht.
- Vor Durchführung einer Thyreoidektomie bei einem Genträger im präsymptomatischen Stadium sollte eine Bestätigungsanalyse in einer zweiten Blutprobe erfolgen.
- Patienten mit MEN 2 sollten grundsätzlich in einem spezialisierten Zentrum betreut werden.

13 Osteoporose

13.1 Osteodensitometrie (DEXA-Verfahren)

Datenangabe
- Knochenmasse pro Flächeneinheit (g/cm^2)

Allgemeine Einschränkungen
- Körpergewicht > 100 kg, Applikation röntgendichter Kontrastmittel oder Isotope innerhalb von 72 h vor der Untersuchung, Metallgegenstände

Meßpunkte
- Bei Gesunden besteht eine statistisch hoch signifikante Korrelation der Ergebnisse an den verschiedenen Meßorten, üblicherweise erfolgt bei Patienten bis zum 65.LJ. die Messung im Bereich der LWS, am Oberschenkelhals bei Patienten älter als 65 Jahre.

Lendenwirbelsäule: LWK 2-4 (Kortikalis/Spongiosa-Quotient: 40:60)
- Probleme: Auswertung eingeschränkt bei zunehmender altersabhängiger Spondylarthrose, Osteoarthritis, Wirbelkörperfrakturen, Gefäßverkalkung (insb. Aorta)

Schenkelhals: Schenkelhals, Trochanter, Ward´sches Dreieck
(Kortikalis/Spongiosa-Quotient: 50:50)
- Probleme: eingeschränkte Reproduzierbarkeit der Lagerungs- und Auswertungsposition: Beinposition (Rotation und Abduktion)

Ganzkörpermineralgehalt (Kortikalis/Spongiosa-Quotient: 75:25)
- nur für spezielle Fragestellungen, Probleme: Dauer der Untersuchung 20-30 Minuten

Ultradistaler Radius (Kortikalis/Spongiosa-Quotient: 60:40)

Beurteilung (WHO-Definition der Osteoporose)
Normalbefund
Knochendichte >-1 SD eines jungen, geschlechtsbezogenen Normalkollektivs

Osteopenie
Knochendichte -1 bis -2,5 SD eines jungen, geschlechtsbez. Normalkollektivs

Osteoporose
Knochendichte <-2,5 SD eines jungen, geschlechtsbez. Normalkollektivs
(klinisch relevante Frakturgefährdung)

13.2 Kalzium- u. Knochenstoffwechselparameter

Serum/ Plasma
- 25-OH-Vitamin-D
- intaktes Parathormon. Falls ein unittelbarer Transport ins Labor nicht möglich ist, muß das Plasma kühl abgesert werden und dann kühl gelagert oder eingefroren werden bis zum Transport ins Labor
- knochenspezifische alkalische Phosphatase (BAP) [Knochenformationsparameter]

Spontanurin
- Cross-linked N-terminales Telopeptid des Typ-I-Kollagens (NTX) [Knochenresorptionsparameter]
- Deoxypyridinolin (DPD) [Knochenresorptionsparameter]

Referenzbereiche

Parameter	Referenzbereich	Einheit	Probenmaterial
Parathormon (intakt)	18 - 50	pg/ml	2 ml EDTA-Plasma
25-Hydroxy-Vitamin D	Sommer 12-120 Winter 9- 49	ng/ml	2 ml Serum
knochenspezifische alkalische Phosphatase (BAP)	3 - 26	U/l	2 ml Serum
N-terminales Telopeptid Typ-I-Kollagen (NTx)	f 5-54 m 5-69	nmol/ mmol Kreatinin	10 ml Spontanurin (Entnahme zw. 10-12 Uhr)
Deoxypyridinolin (DPD)	2 -6,2	nmol/ mmol Kreatinin	10 ml Spontanurin (Entnahme zw. 10-12 Uhr)

B. Diagnostische und therapeutische Empfehlungen bei ausgewählten endokrinologischen Krankheitsbildern

1 Störungen der Hypophysenfunktion

1.1 Hyperprolaktinämie

1.1.1 Anamnese und klinische Untersuchung

- Vordruck s. Abschnitt D

Leisymptome
- Libidoverlust
- m: Potenzstörungen, Rasurfrequenz vermindert
- f: Mastodynie, Galaktorrhoe (in ca. 30% der Fälle)
- Zyklusstörungen, Amenorrhoe
- Kopfschmerzen
- Gesichtsfeldeinschränkungen (beim Makroprolaktinom)

Weitere Hypopysenfunktionsstörungen
- verminderte Belastbarkeit, Müdigkeit, Adynamie
- Kälteintoleranz, Haarausfall, Obstipation
- Polydipsie (3 - 10 l), nächtliches Trinkbedürfnis, Polyurie

1.1.2 Diagnostik

siehe Schema zur Stufendiagnostik auf der folgenden Seite

Stufendiagnostik der Hyperprolaktinämie

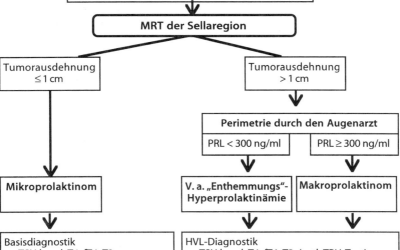

Sonstiges: Knochendichtemessung, anamnestische Hinweise für MEN 1?

1.1.3 Differentialdiagnose einer Prolaktin-Erhöhung

Prolaktin > 200 ng/ml
- mit hoher Wahrscheinlichkeit Vorliegen eines Prolaktinoms

Prolaktinerhöhung ≤ 200 ng/ml
- physiologisch (postprandial, postkoital, Schlaf)
- durch Streß induziert (psychisch o. physisch, Operation, Insulin-Hypoglykämie, etc.)
- verschiedene Einflüsse (mechanische Stimulation der Brustwarze z.b. durch klinische Untersuchung, Trauma/Operation der Brustwand, thorakaler Herpes Zoster, ‚Jogging)
- medikamentös induziert
Auswahl der häufigsten Substanzen (Handelspräparate in Klammern) Motilitätsmittel [Metoclopramid (Paspertin®, Gastrosil®, Cerucal®, Gastronerton®, duraMCP®, Hydrin®), Domperidon (Motilium®)], Neuroleptika [Haloperidol (Haldol®, Buteridol®, duraperidol®, Sigaperidol®), Chlorpromazin (Propaphenin®), Perphenazin (Decentan®), Sulpirid (Dogmatil®, Arminol®, Meresa®, Neogama®), Pimozid (Orap®, Antalon®)], Antihypertensiva [α-Methyl-Dopa (Presinol, Sembrina®), Reserpin (Briserin®, Adelphan Esidrix®, Barotonal®, Bendigon®, Calmoserpin®, Darebon®, Disalpin®, Durotan®, dysto®, Modenol®, Resaltex®, Triniton®)], Cimetidin (Tagamet®, Altramed®, Cimet®) o. Östrogene (Kliogest®, Ovestin®, Estriol®, OeKolp®, Hormomed®, Gynäsan® u.v.m.)
- Unterbrechung der Verbindung zwischen Hypothalamus und Hypophyse durch supraselläre Raumforderungen (Tumoren wie z.B. Kraniopharyngeom, Dermoidzysten; granulomatöse Erkrankungen wie z.B. Sarkoidose, M. Hodgkin), traumatische Hypophysenstieldurchtrennung
- schwere Hypothyreose (Stimulation von PRL durch TRH)
- chronische Niereninsuffizienz

1.1.4 Therapie

- Therapie der Wahl bei gesichertem Prolaktinom: konservativ Dopaminagonisten (Ansprechrate ca. 80%)
- bei Gesichtsfeldeinschränkung muß bei einem konservativen Therapieversuch eine engmaschige Überwachung erfolgen

Präparat	Handelsname	Dosis (mg)	Einnahme-intervall	Bemerkungen
Bromocriptin	Pravidel, Kirim®	1,25-20	1-3x/Tag	Standard
	Parlodel LAR®	50-100	1x/1-3 mtl. i.m.	besser verträglich als die orale Gabe; nur über internationale Apotheke
Lisurid	Dopergin® Cuvalit®	0,2-2,6	2-3x/Tag	Alternative zu Bromocriptin
Quinagolid (CV 205-502)	Norprolac®	0,075-0,75	1 x/Tag	Dopamin-Agonist der „2. Generation"
Cabergolin	Dostinex®	0,5-2,0	1-2 x/Woche	Dopamin-Agonist der „2. Generation"
Metergolin	Liserdol®	4-16	3 x/Tag	Dopamin-Agonist und partieller Serotoninantagonist; nur bei mäßig ausgeprägter Hyperprolaktinämie

modifiziert nach K. v. Werder in: III. Intensivkurs für Klinische Endokrinologie 1995; Syllabus, S. 113

Dosierungsschema für Bromocriptin (Pravidel®) Tabletten zu 2,5 mg, Kapseln zu 5 und 10 mg.

Tag	Dosierung		
	morgens	mittags	zur Nacht
1, 2, 3	0	0	1,25 mg
4, 5, 6	0	0	2,50 mg
7, 8, 9	1,25	0	2,50 mg
10, 11, 12	2,50	0	2,50 mg
13, 14, 15	2,50	0	3,75 mg
16, 17, 18	2,50	0	5,00 mg
19, 20, 21	2,50	0	7,50 mg

- Dosierung einschleichend, Steigerung um 1,25 mg/3 Tage, beginnend am Abend mit einer kleinen Mahlzeit, da als Nebenwirkungen Übelkeit, Hypotonie und Müdigkeit auftreten können
- nach 2-3 Wochen unter dieser Dosierung Bestimmung des Prolaktin-Spiegels
- allein Gesichtsfeldeinschränkung ist keine Indikation für Operation, eine konservative Therapie ist unter *engmaschiger* Überwachung möglich
- falls rasch progrediente Gesichtsfeldeinschränkung oder Einblutung: Operation Tumorresektion (transsphenoidal/selten transkraniell)

1.1.5 Nachsorge

- Prolaktin-Spiegel alle 3 Monate
- MRT nach 1 Jahr, 3 Jahren, 5 Jahren
- Perimetrie jährlich
- Knochendichte alle 2 Jahre
- ggf. Auslaßversuch frühestens nach 2-3 Jahren, um Notwendigkeit der Therapie zu überprüfen

1.2 Akromegalie

1.2.1 Anamnese und klinische Untersuchung

- gemäß Vordruck (siehe Abschnitt Anamnese)

1.2.2 Diagnostik

Wachstumshormon-Überproduktion
- HGH basal
- IGF-I
- IGF-BP3 (fakultativ)
- oraler Glukose-Suppressionstest

Andere Hypopysenfunktionen
Basalwerte
- Cortisol- Serumwert mit Angabe der Uhrzeit
- 1 - 2 x freies Cortisol im 24h-Urin
- fT_4, TSH_{basal}, (T_3, T_4)
- Basalwerte für LH, FSH, f 17-ß-Östradiol, m Testosteron; falls Basalwerte erniedrigt, dann LHRH-Test
- Prolaktin
- Osmolalität im Serum, spez. Gewicht im Urin

Funktionsteste (Makroadenom)
- Insulin-Hypoglykämie-Test
- LHRH-Test

Allgemeine Laborwerte
- Blutzucker-Tagesprofil

Tumorausdehnung
- MRT-Sella

Gesichtsfeld (bei Makroadenom)
- Perimetrie beim Augenarzt

Osteoporose
- Knochendichte

Schlafapnoe
- Schlaflabor (fakultativ)

Diasthema
- Zahnarzt/Kieferchirurgie

Ausschluß Sinusitis

Hinweise für MEN Typ I
- Parathormon (zusätzlich zu Prolaktin; Hinweise auf GEP-Tumore und familiäres Auftreten werden anamnestisch erfragt)

Viszeromegalie/Cholezystolithiasis/Gallenblasenpolypen
- Abdomensonographie

Kolonbeteiligung (Kolonpolypen? Kolonkarzinom?)
- totale Koloskopie, ggf. mit Biopsie

Kardiale Beteiligung (Kardiomegalie? Herzrhythmusstörung?)
- Röntgen Thorax $\perp$
- Ruhe-EKG
- transthorakale Echokardiographie
- Ergometrie
- Langzeit-EKG
- Ableitung von Spätpotentialen (für spezielle Fragestellungen)

1.2.3 Therapie

- Therapie der Wahl bei gesicherter Akromegalie: chirurgisch transsphenoidale Tumorexstirpation, bei Makroadenom möglichst nach 6-monatiger Vorbehandlung mit dem Somatostatin-Analogon Octreotid (Sandostatin®) 3 x 100 µg s.c.
- rasche Operation indiziert bei Gesichtsfeldausfällen (Notfall)
- bei Inoperabilität oder Persistenz nach Operation: Dopaminagonist, Somatostatin-Analogon oder Kombination der beiden
  Wahl des Medikamentes oder der Kombination nach pharmakologischer Testung

  Dopaminagonisten z.B. Bromocriptin (Pravidel®) in einschleichender Dosierung, bis zu Maximaldosen von 30 - 50 mg/Tag (Ansprechrate ca. 10-20%)

Tag	morgens	Dosierung mittags	abends
1,2,3	0	0	1,25 mg
4,5,6	0	0	2,50 mg
7,8,9	1,25	0	2,50 mg
10,11,12	2,50	0	2,50 mg
13,14,15	2,50	0	3,75 mg
16,17,18	2,50	0	5,0 mg
19,20,21	2,50	0	7,5 mg
22,23,24	2,50	0	10 mg
25,26,27	5	0	10 mg
28, 29, 30	5	0	12,5 mg
31,32,33	7,5	0	12,5 mg
34,35,36	7,5	0	15 mg
37,38,39	10	0	15 mg
40,41,42	10	0	17,5 mg
43,44,45	12,5	0	17,5 mg
46,47,48	12,5	0	20 mg
49,50,51	15	0	20 mg
52,53,54	15	0	22,5 mg
55,56,57	17,5	0	22,5 mg

Somatostatin-Analoga
- kurzwirksames Octreotide (Sandostatin®)
  3 x 100 -200 µg s.c.

- Depotpräparat Lanreotide (Sandostatin LAR®): 10, 20 o. 30 mg i.m alle
  4 Wochen
  nur über internationale Apotheke erhältlich
  Rezeptierung eigenverantwortlich möglich mit dem Zusatz „Import nach
  § 73 AMG", eine besondere Genehmigungspflicht besteht nicht.

  mögliche Nebenwirkungen:
  Appetitlosigkeit, Übelkeit, Erbrechen, krampfartige
  Bauchschmerzen, Blähungen, ungeformter Stuhl, Diarrhoe,
  Steatorrhoe, Gallensteinbildung;

  mögliche Veränderungen von Laborwerten:
  Erhöhung von Bilirubin, AP u. γGT

Kombination von Somatostatin-Analogon und Dopaminagonist
  Dosierung nach obigen Schemata

Bei Persistenz und Resistenz gegen Medikamente
  Konvergenzbestrahlung (Beachte: noch unklare Spätfolgen und evtl.
  mentale Einbußen)

1.2.4 Nachsorge

- oraler Glukosesuppressionstest (Suppression < 1 ng/ml: Vollremission)
- HGH- und IGF-I-Spiegel (bei Persistenz unter Therapie alle 3 Monate, bei Vollremssion jährlich)
- MRT (3 Monate postoperativ, später nur bei Rezidivverdacht)
- Perimetrie jährlich
- Knochendichte jährlich
- Abdomensonographie jährlich
- Koloskopie
  - alle 5 Jahre bei Persistenz und unauffälligem Vorbefund
  - jährlich, falls pathologischer Vorbefund
  - keine weitere Koloskopie bei Vollremission und unauffälligem Vorbefund

1.3 Kleinwuchs

1.3.1 Definition

- Kleinwuchs: Körperhöhe < 3. Perzentile (Erwachsene f 156 cm, m 168 cm) (Anm.: die Begriffe „Zwergwuchs" u. „Minderwuchs" sollten nicht mehr verwendet werden)

1.3.2 Anamnese

- Alter
- Körperhöhe der Familienmitglieder
- Wachstumsverlauf
- Entwicklungsverlauf (Eintritt der Pubertät)
- Vorerkrankungen, Allgemeinerkrankungen (chronische Niereninsuffizienz, Asthma bronchiale, etc.), Magen-Darm-Erkrankungen (Sprue, Enteritis regioanalis, etc.)
- Ernährungsgewohnheiten (Malnutrition)
- Exposition gegenüber toxischen Substanzen (Nikotin, Alkohol, Drogen, Toxine etc.)
- Medikamenteneinnahme

1.3.3 Diagnostik

Basisprogramm
- allgemeine Laborwerte (BKS, BB, Leberfunktionswerte, Nierenretentionsparameter)
- Größe und Gewicht im Verlauf (möglichst graphische Darstellung auf Perzentilenkurve)
- körperliche Untersuchung (dysproportionierter Kleinwuchs, Skelett-Deformitäten u.a.)
- HGH nach Belastung (z.B. Treppensteigen)
- IGF-I
- IGF-BP3 (fakultativ)
- fT_4, TSH_{basal}, (T_3, T_4)
- m Testosteron, (f 17-ß-Östradiol nur bei Zyklusstörungen)
- LH, FSH (fakultativ)
- Röntgen der Hand zur Bestimmung des Knochenalters
- ggf. weiterführende Diagnostik mit HGH-Stimulationstests (Durchführung siehe Kapitel 1)

weiterführende Diagnostik
- Beachte: da keiner der Stimulationstests 100% Sensitivtät besitzt werden zum Nachweis eines hGH-Mangels der negative Ausfall von möglichst zwei verschiedenen Stimulationstests gefordert
- Insulinhypoglykämie-Test (Durchführung siehe Kapitel 1)
- Körperlicher Belastungstest
- Bestimung der nächtlichen HGH-Sekretion
- Arginintest
- TRH-Test

1.3.4 Therapie

- nur erfolgversprechend hinsichtlich des Längenwachstums, falls noch offene Epiphysenfugen vorhanden
- wenn möglich: Korrektur der Ursache oder Behandlung der Grunderkrankung, z.B. bei HGH- oder IGF-I-Mangel Substitution mit HGH, bei Hyothyreose Substitution mit L-Thyroxin

1.4 HVL-Insuffizienz

- Der Ausfall der Hypophysenvorderlappenhormone durch eine zunehmende Raumforderung erfolgt häufig in einer charakteristischen zeitlichen Sequenz, beginnend mit dem HGH und den Gonadotropinen, später dem TSH und zuletzt dem Streßhormon ACTH

1.4.1 Anamnese

allgemein
- verminderte Belastbarkeit, Müdigkeit, Adynamie
- Kälteintoleranz, Haarausfall, Obstipation
- verminderte Libido, Infertilität

Frauen
- Zyklusstörungen, sekundäre Amenorrhö
- im Wochenbett Agalaktie

Männer
- Potenzstörungen
- Rasurfrequenz vermindert

Kinder
- Wachstumsverzögerung, -stillstand

Symptome der Raumforderung
- Chiasma-Syndrom mit Gesichtsfeldeinschränkung (typischerweise bitemporale Hemianopsie)
- Kopfschmerzen

zusätzliche Hypophysen-Hinterlappen-Insuffizienz
- Polydipsie (3 - 10 l), nächtliches Trinkbedürfnis, Polyurie

1.4.2 Klinische Untersuchung

Leitsymptome:
blasses Hautkolorit
fehlende Achsel- und Pubesbehaarung

weitere Symptome:
Ausfall der lateralen Augenbrauen
periorale und periokuläre Fältelung
kühle, trockene, schuppige Haut, Gesichtsödem, glanzloses Haar, rauhe Stimme, periphere Ödeme,
Gesichtsfeldeinschränkung bei Fingerperimetrie
niedriger Blutdruck, langsamer Puls
vermindertes Testes-Volumen bei Männern

1.4.3 hormonelle Diagnostik

Basalwerte
- Cortisolbasalwert mit Angabe der Uhrzeit
- 2 x freies Cortisol im 24h-Sammel-Urin
- fT_4, TSH_{basal}, (T_3, T_4)
- f17-ß-Östradiol (nur bei Zyklusstörung), m: Testosteron
- LH, FSH
- IGF-I
- HGH (fakultativ)
- Prolaktin

HVL-Funktionsteste (bei konkretem Verdacht)
- Insulin-Hypoglykämie-Test (Goldstandard)
- LHRH-Test
- GHRH-Test
- CRH-Test
- ACTH-Kurztest mit Bestimmung von Cortisol (fakultativ)

Hypophysen-Hinterlappen
- falls Verdacht auf Diabetes insipidus, siehe dort

1.4.4 weitere Diagnostik

- MRT-Sella
- ggf. Perimetrie bei Augenarzt falls Raumforderung im MRT
- Knochendichtemessung (fakultativ)

1.4.5 Follow-Up

- siehe Kapitel: Substitution bei HVL-Insuffizienz

1.5 Diabetes insipidus

1.5.1 Anamnese

- Polyurie (3-10 l), Polydipsie, Nykturie
- Familienanamnese

1.5.2 Klinische Untersuchung

- evtl. trockene Haut u. Schleimhäute
- evtl. Zeichen der HVL-Insuffizienz (siehe unten)

1.5.3 Basisdiagnostik

- orientierende Funktionsprüfung des Hypophysenhinterlappens
- bei weiterbestehendem Verdacht auf Diabetes insipidus
  => Durstversuch
- bei weiterbestehender differentialdiagnostischer Unklarheit
  => Kochsalzbelastungstest mit Bestimmung von ADH
- bei bestätigter Diagnose eines Diabetes insipidus erfolgt erweiterte Diagnostik

1.5.4 Erweiterte Diagnostik

Nachweis einer Raumforderung
- MRT-Sella
- ggf. Perimetrie bei Augenarzt falls Raumforderung im MRT

HVL-Diagnostik
Basalwerte
- Cortisolbasalwert mit Angabe der Uhrzeit
- 2 x freies Cortisol im 24h-Sammel-Urin
- fT4, TSH_{basal}, (T3, T4)
- f17-ß-Östradiol (nur bei Zyklusstörung), m: Testosteron
- IGF-I
- HGH (fakultativ)
- Prolaktin
- LH, FSH (fakultativ)

HVL-Funktionsteste (nur bei konkretem Verdacht)
- Insulin-Hypoglykämie-Test
- LHRH-Test
- GHRH-Test
- CRH-Test
- ACTH-Kurztest mit Bestimmug von Cortisol (fakultativ)

1.5.5 Therapie

Diabetes insipidus centralis
  Desmopressin (z. B. Minirin®) nach Harnvolumen/24 Std. individuell
  anpassen
  initial 5 µg intranasal alle 12 Std.
  verfügbare Darreichungsformen:
  – nasal: Rhinetten (Einmalpipetten á 20µg),
               Rhinylen (Dosierlösung mit skaliertem Applikationsschlauch,
               1 Teilstrich = 0,1 ml = 10µg)
               Spray (1 Sprühstoß 10µg)
  – oral: Tabletten zu 0,1 mg u. 0,2 mg
               (= 1/2 bzw. 1 Srühstoß d. Sprays)
  – subkutan: Subkutan-Spritzen (4 µg/ml, Amp. zu 1 ml)

Diabetes insipidus renalis
  kausale Therapie der Tubulusschädigung, falls möglich

psychogene Polydipsie/ Diuretikamißbrauch
  Psychotherapie

1.5.6 Nachsorge

- Notfallausweis ausstellen
- Auslaßversuch nach 6 Monaten, falls Anhalt für transienten Diabetes insipidus centralis
- halbjährliche Kontrollen
  – klinischer Befund (Trinkmenge/Ödeme/Eksikkose)
  – Serumelektrolyte
  – Osmolalität im Serum und im Urin

1.6 Inzidentalom der Hypophyse

1.6.1 Definition

- zufällig entdeckte Raumforderung der Hypophyse;
  < 10 mm = Mikroadenom, ≥ 10 mm = Makroadenom

1.6.2 Anamnese

- wie bei Akromegalie, Prolaktinom und Verdacht auf HVL-Insuffizienz

1.6.3 Körperliche Untersuchung

- wie bei Akromegalie, Prolaktinom und Verdacht auf HVL-Insuffizienz

1.6.4 Diagnostik

Basisdiagnostik
- Cortisolbasalwert mit Angabe der Uhrzeit
- 2 x freies Cortisol im 24h-Sammel-Urin
- fT_4, TSH_{basal}, (T_3, T_4)
- f17-ß-Östradiol (nur bei Zyklusstörungen), m: Testosteron
- FSH, LH (fakultativ)
- IGF-I
- HGH (fakultativ)
- Prolaktin

HVL-Funktionsteste (nur bei Makroadenom)
- Insulin-Hypoglykämie-Test
- LHRH-Test
- GHRH-Test
- ACTH-Kurztest mit Bestimmug von Cortisol (fakultativ)

1.6.5 Therapie und Follow-Up

hormoninaktives Hypophysenadenom
- morphologische Verlaufskontrolle in 3, 6, 12 u. 24 Monaten, dann alle 2 - 3 Jahre bei Makroadenom;
- bei rascher Größenzunahme mit progredienten Gesichtsfeldausfällen
  => transspenoidale Tumorexstirpation

hormonproduzierendes Hypophysenadenom
- Therapie entsprechend des Hormonexzesses (Akromegalie, Prolaktinom, M. Cushing)

1.7 Diagnostik nach Operationen im Hypophysenbereich

HVL-Diagnostik
- Cortisol Tagesprofil (8 Uhr, 23 Uhr)
- fT_4, TSH_{basal}, (T_3, T_4)
- f_{17}-ß-Östradiol, m: Testosteron
- IGF-I
- Prolaktin
- LH, FSH (fakultativ)
- Insulin-Hypoglykämie-Test (INH)
- LHRH-Test
- GHRH-Test

Hypophysenhinterlappenfunktion
- 2 x spez. Gewicht im Urin
- Urinvolumina (anhand des Sammelurins für Cortisolbestimmung)
- Osmolalität im Serum

Auslaßversuch bei Patienten unter Cortison-Substitution
- Morgenmedikation weglassen und Blutentnahme für Serum-Cortisols, dann Gabe der Substitutionsdosis
- CRH-Test
  - falls corticotrope HVL-Funktion intakt, dann Absetzen der Substitution
- im Falle von Cortisol-Mangel-Erscheinungen (Übelkeit, Schwindel, Kollaps) sofortige Blutentnahme für Cortisolbestimmung und Wiederaufnahme der Cortisolsubstitution

Zusätzliche Maßnahmen
- bei Zustand nach Akromegalie: HGH-Suppressionstest
- bei Zustand nach M. Cushing: Dexamethason-Suppressionstest
- Augenkonsil mit Perimetrie
- falls klinisch auffällig: Foto
- Schilddrüsensonographie
- Histologie des Tumors
- bei hypogonadalen Männern >45 vor Testosteronsubstitution: PSA, Prostata-Tastbefund (*nach* PSA-Bestimmung), ggf. Urologisches Konsil mit transrektalem Ultraschall
- Notfallausweis ausstellen, bzw aktualisieren, falls corticotrope Insuffizienz vorliegt
- Dosissteigerung von Hydrocortison bei Infektionen, Operationen, ggf. i.v.-Gabe von Hydrocortison 100 mg
- Dosisanpassung bei progredienter Insuffizienz nach Radiatio

1.7.2 Nachsorge

- nach 3 Monaten erste ambulante endokrinologische Kontrolle mit
  - Bestimmung der Basalwerte der HVL-Hormone
- jährliche endokrinologische Kontrollen mit
  - Bestimmung der Basalwerte der HVL-Hormone (auch der substituierten)
- MRT
  - bei hormoninaktiven Tumoren nach 6 Monaten, 1 Jahr, dann bei Befundkonstanz 2-3-jährlich
  - bei hormonaktiven Tumoren nach 6 Monaten, dann nur falls laborchemisch Anhalt für Rezidiv
- neurochirurgische Kontrollen
- Perimetrie bei Augenarzt
- spezifische Maßnahmen bei Akromegalie (siehe unten)

1.8 Substitution bei HVL-Insuffizienz

Beachte: Die untenstehenden Empfehlungen gelten für Erwachsene

Corticotrope Funktion
- Erhaltungsdosis:
  je nach Grad der Insuffizienz 15 bis 30 mg Hydrocortison
  Hydrocortison (z. B. Hydrocortison Hoechst) 15 - 10 - 5 mg
  oder: Cortisonacetat (z. B. Cortison CIBA) morgens 25 mittags 12,5 mg

- die Substitution eines Mineralokortikoids ist in der Regel bei sekundärere Nebennierenrindeninsuffizienz nicht erforderlich, bei ausgeprägter hypotoner Kreislaufdysregulation kann jedoch die morgendliche Gabe von 0,05 mg Fludrocortison (z.b. Astonin H) erfolgen

- in Streßsituationen (z.b. Infektion mit hohem Fieber, gastrointestinale Infekte) Dosiserhöhung auf das 2 bis 5-fache

- im Notfall (z.B. Polytrauma, Sepsis) akut 100 mg Hydrocortison i.v (z.b. Notfall-Mischampulle v. Upjohn), dann 100 - 200 mg/24 Std. als Dauerperfusor

- perioperativ:
  - bei Narkosebeginn 50 mg Hydrocortison i.v.
  - perioperativ 100 mg Hydrocortison i.v.
  - in den ersten 24 Std. postoperativ 100 mg Hydrocortison als Dauerperfusor
  - am 1. postop. Tag 80-100 mg Hydrocortison als Dauerperfusor über 24 Std.
  - am 2. postop. Tag 60 - 80 mg Hydrocortison als Dauerperfusor über 24 Std.
  - am 3. postop. Tag 40 - 60 mg Hydrocortison als Dauerperfusor über 24 Std.
  - am 4. postop. Tag bei unkompliziertem Verlauf Umstellung auf die normale orale Erhaltungsdosis

Gonadotrope Funktion
f   mit Kinderwunsch
    falls möglich LHRH-Pumpen-Behandlung,
    sonst hCG/hMG-Kombinationstherapie

f   ohne Kinderwunsch
    prämenopausal zyklische Applikation eines Östrogen/Gestagen-Kombinations-Präparates

m ohne Kinderwunsch:
 i.m.: Testosteronenanthat 250 mg i.m. (z.B. Testoviron Depot®) 3-4-wöchentlich
 s.c.: Implantation von Testosteron -Pellets 6-monatlich (je 6 x 200 mg)
 transdermal: Hautpflaster, z.b. Androderm® 2,5 mg; 2 Pflaster abends 22h an tgl. wechselnde Stellen über gewebereichen/knochenarmen Arealen (Oberschenke., Bauch, Flanke, Oberarme) aufkleben; Nebenwirkungen: allergische Reaktionen; Skrotalpflaster, z.B. Testoderm® 10 oder 15 mg, Anwendung tgl. auf rasiertes Skrotum;
 oral: Testosteronundecanoat (z.b. Andriol®) 1-3 mal 40 mg tgl. (nur in Ausnahmefällen, da hoher First-pass Effekt mit stark schwankenden Testosteronspiegeln; in der Regel unzureichende Wirksamkeit)

m bei Kinderwunsch:
 3 Monate hCG (Predalon®, Primogonyl®, Choragon®) 1000 bis 2500 IE pro Woche dann
 3 Monate *zusätzlich* hMG (Humegon®, Pergonal®) 150 IE 3 x pro Woche dann Überprüfung des Behandlungseffektes durch ein Spermiogramm

In Einzelfällen kann eine Fortführung der Therapie über ein Jahr hinaus erforderlich sein, nach Eintreten einer Schwangerschaft sollte wieder auf eine alleinige Testosteron-Substitution umgestellt werden.

Thyreotrope Funktion
- L-Thyroxin 50-150 µg/die (nicht vor endokriner Diagnostik!) Therapieziel: fT4 im mittleren Referenzbereich (Probenentnahme muß vor L-Thyroxin-Einnahme erfolgen; TSH ist nicht verwertbar)

Somatotrope Funktion
- rekombinantes humanes Wachstumshormon (Genotropin®, Humatrope®, Norditropin®, Saizen®) 0,5 IE/kg s.c. zur Nacht (21-22 h), Injektion an tgl. wechselnden Stellen, nach 4 Wochen abhängig vom IGF-I-Wert erhöhen auf 0,8-1 IE/Tag, nach 4 Wochen ggf. erneut IGF-I-Wert anpassen (Zielwert für IGF-I: 50-96te Perzentile des altersabhängigen Normbereiches)

- da bisher Langzeiterfahrungen fehlen, sollte die Substitution nur unter strenger Indikationsstellung (Nachweis einer GH-Insuffizienz im Insulin-Hypoglykämietest; siehe dort) im Rahmen klinischer Studien in endokrinologischen Zentren durchgeführt werden

Hypophysenhinterlappen
- Desmopressin (Minirin®) nach Harnvolumen (ca. 2 -3 Liter/24 Std.) individuell anpassen
  initial 5 µg intranasal alle 12 Std.
  verfügbare Darreichungsformen:
  - oral: Tabletten zu 0,1 mg u. 0,2 mg (= 1/2 bzw. 1 Srühstoß des Sprays)
  - nasal: Rhinetten (Einmalpipetten á 20µg), Rhinylen (Dosierlösung mit skaliertem Applikationsschlauch, 1 Teilstrich 10µg) Spray (1 Sprühstoß 10µg),
  - subkutan: Subkutan-Spritzen (1 Amp = 1 ml = 4µg)

1.9 Notfalltherapie der akuten Hypophysenvorderlappeninsuffizienz

Nebennierenrindeninsuffizienz
- sofort 100 mg Hydrocortison i.v.
  - dann 80-100 mg Hydrocortison als Dauerperfusor über 24 Std.
  - am 2. Tag 60 - 80 mg Hydrocortison als Dauerperfusor über 24 Std.
  - am 3. Tag 40 - 60 mg Hydrocortison als Dauerperfusor über 24 Std.
  - am 4. Tag bei unkompliziertem Verlauf Umstellung auf die normale orale Erhaltungsdosis

Hypothyreose
- Levothyroxin 500µg i.v. (z.B. L-Thyroxin-Inject® als Kurzinfusion in 100 ml 0,9% NaCl) anschließend 100µg i.v./Tag;
  zu beachten: immer erst *nach* Hydrocortison verabreichen!

Volumensubstitution
- 5% Glukose und 0,9% NaCl-Lösung im Verhältnis 1:1, 2000 - 4000 ml in den ersten 2-4 Std.

Weitere Maßnahmen
- ggf. Intubation, passagerer Schrittmacher, Korrektur einer Hypoglykämie

2 Störungen der Nebennierenfunktion

2.1 Cushing-Syndrom

2.1.1 Anamnese und klinische Untersuchung

- gemäß Vordruck (siehe Abschnitt Anamnese)

2.1.2 Diagnostik

- siehe Stufenschema zur Diagnostik und Therapie auf der nachfolgenden Seite

Nebenniere

Stufenschema zur Diagnostik und Differentialdiagnostik des Cushing-Syndroms

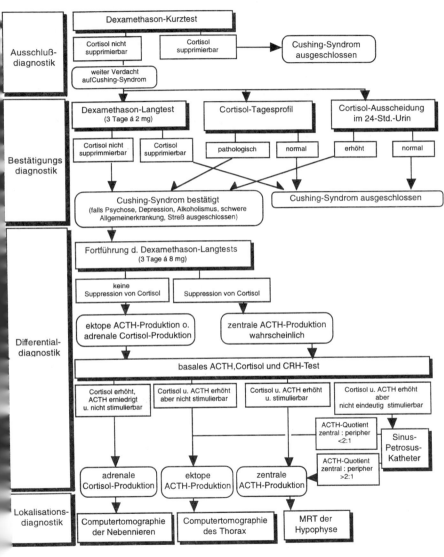

Erläuterungen zur Diagnostik und Differentialdiagnostik

Auschlußdiagnostik
- Dexamethason-Kurztest
- Suppression ausreichend => Cushing-Syndrom ausgeschlossen
- Suppression unzureichend => Bestätigungsdiagnostik

Bestätigungsdiagnostik
- Cortisol-Tagesprofil (8 u. 23 Uhr)
  - aufgehobene Tagesrhythmik
    => Hinweis auf ein Cushing-Syndrom => Differentialdiagnostik
    (z.B. Streß, arterielle Hypertonie)
- Cortisolausscheidung im Urin (zweimalige Bestimmung)
  - erhöht
    => Bestätigung eines Cushing-Syndroms => Differentialdiagnostik
    (z.B. Streß, arterielle Hypertonie)
    => Dexamethason-Langtest mit 4 x 0,5 mg/Tag
  - Suppression nicht ausreichend
    => Bestätigung eines Cushing-Syndroms => Differentialdiagnostik
    => Dexamethason-Langtest mit 4 x 2 mg/Tag
  - Suppression ausreichend
    => ektope ACTH-Produktion praktisch ausgeschlossen
    => Differentialdiagnostik von zentraler ACTH-Produktion und adrenaler Cortisol-Produktion

Differentialdiagnostik
- CRH-Test
- ACTH basal erhöht und Stimulation 1,5 - 2 x Ausgangswert
  => zentrale ACTH-Produktion (Morbus Cushing) wahrscheinlich
  => MRT der Hypophyse und evtl. Sinus-Petrosus-Katheterisierung
- ACTH basal erhöht und keine Stimulation
  => ektope ACTH-Produktion wahrscheinlich => Lokalisationsdiagnostik
- ACTH basal erniedrigt und keine Stimulation
  => adrenale Cortisol-Produktion => Lokalisationsdiagnostik
  (CT der Nebennieren)
- Dexamethason-Langtest
  - Suppression nicht ausreichend
    => adrenales Adenom oder ektope ACTH-Produktion
- Sinus-Petrosus-Katheter
  - ACTH-Quotient zentral:peripher >2 => zentrale ACTH-Produktion
  - ACTH-Quotient zentral:peripher <2 => ektope ACTH-Produktion

Lokalisationsdiagnostik

Beachte: die Lokalisationsdiagnostik erfolgt biochemisch; erst danach erfolgt die Darstellung durch bildgebende Verfahren

adrenale Cortisol-Produktion

- CT-Abdomen (Spiral-CT, enge Schichten)
- NNR-Szintigraphie (fakultativ)

zentrale ACTH-Produktion (M.Cushing)

- MRT des Schädels mit Kontrastmittel (Gadolinium)
- ggf. ergänzend Sinus Petrosus Katheter (zur Differentialdiagnose zentrale oder periphere ACTH-Produktion, zur Seitenlokalisation jedoch nicht sehr zuverlässig)

ektope ACTH-Produktion

- CT-Thorax (Bronchialcarcinom, Carcinoid, Thymom)
- Octreotide-Szintigraphie
- Stufenkatheter V. cava

2.1.3 Therapie

ACTH-produzierender Hypophysenadenom (M. Cushing)
- transsphenoidale Tumorexstirpation
- bei Persistenz oder Rezidiv: Biadrenalektomie
  mögliche Langzeitfolge: Nelson-Tumor
- Ketoconazol (passager)
- Biadrenalektomie (wenn möglich retroperitoneoskopisch)

adrenaler Hyperkortisolismus
- Tumorexstirpation, falls möglich in minimal invasiver Operationstechnik (retroperitoneoskopische Adrenalektomie)

ektope ACTH-Produktion
- Tumorresektion
- nur passager bei exzessiver Kortisolsekretion:
  Etomidat (Hypnomitade® i.v. 0,1 -0,2 mg/kg Körpergewicht pro Std.)

2.1.4 Nachsorge

nach transsphenoidaler Tumorexstirpation
- Follow-Up wie bei Patienten mit HVL-Insuffizienz (siehe dort)
- ggf. Dexamethason-Hemmtest

nach uni- oder bilateraler Adrenalektomie
- 1 x jährlich
  - Anamnese u. klinische Untersuchung (Braunfärbung)
  - 2 x freies Cortisol im 24h-Sammel-Urin
  - Plasma-Renin-Aktivität
  - Serum-Elektrolyte
  - ACTH

nach Exstirpation eines ektopen ACTH-produzierenden Tumors
- direkt postoperativ Dexamethason-Hemmtest u. basales Cortisol
- 1 x jährlich
  - 2 x freies Cortisol im 24h-Sammel-Urin
  - ggf. Dexamethason-Hemmtest
- morphologische Verlaufskontrolle (z.B. CT-Thorax)
- ACTH
- ggf. Tumormarker

Nebenniere

2.2 Morbus Addison

2.2.1 Anamnese

- chronische Schwäche, verminderte Leistungsfähigkeit
- Gewichtsverlust
- gastrointestinale Symptome (Appetitlosigkeit, Übelkeit, Erbrechen)
- abdominelle Beschwerden
- Hypotonie mit Kollaps

2.2.2 Klinische Untersuchung

- Pigmentation der Haut (insbes. Narben), Schleimhäute, Blutdruck

2.2.3 Diagnostik

- Elektrolyte im Serum
- Blutglukose
- Blutbild
- basales Serum-Cortisol
- ACTH-Kurztest
- ACTH im Plasma => bei erniedrigtem ACTH: HVL-Diagnostik
- 2 x freies Cortisol im 24h-Sammel-Urin
- Nebennierenrinden-Antikörper
- Plasma-Renin-Aktivität
- Aldosteron im Plasma (fakultativ)
- fT_4, TSH_{basal}, (T_3, T_4)
- Schilddrüsen-Antikörper (fakultativ)
- Schilddrüsensonographie
- Tuberkulosediagnostik (BKS, Tine-Test)

2.2.4 Therapie

- Substitution mit Hydrocortison (15 - 10 - 5 mg) und Fludrocortison (0,05 - 0,1 mg)
- Notfallausweis ausstellen
- bei Tuberkulose: tuberkulostatische Therapie

2.2.5 Nachsorge

- 1 x jährlich
  - 2 x freies Cortisol im 24h-Sammel-Urin
  - Plasma-Renin-Aktivität
  - fT_4, TSH_{basal}, (T_3, T_4)
  - Elektrolyte
  - ACTH
  - Schilddrüsensonographie

2.3 Phäochromozytom

2.3.1 Anamnese

- arterielle Hypertonie (episodisch u. dauerhaft)
- anfallsweise Bluthochdruck-Krisen, Tachykardie, Kopfschmerz, Schwitzen, Angstgefühl, Schwindel, Übelkeit, Blässe
- evtl. im Anfall absolute Arrhythmie, Angina pectoris, abdominelle Beschwerden

2.3.2 Klinische Untersuchung

- im Intervall oftmals keine pathologischen Befunde
- im Anfall arterielle Hypertonie, Tachykardie, evtl. Blässe, Mydriasis

2.3.3 Diagnostik

- dann Sonographie der Nebennierenregion
- 2 x freie Katecholamine im 24-Std.-Urin
  - falls erhöht, dann MRT der Nebennierenregion
- MIBG-Szintigraphie
- Octreotid-Szintigraphie (fakultativ)
- Calcitonin
- Schilddrüsensonographie

2.3.4 Therapie

- Tumorexstirpation, wenn immer möglich in minimal invasiver Operationstechnik (retroperitoneoskopische Adrenalektomie)
- präoperativ Vorbereitung mit Alpha-Blockern,
  z.B. Phenoxybenzamin (Dibenzyran®) einschleichend mit initial 10 mg 2 x tgl. oder 1 mg/kgKG tgl., Steigerung in Schritten vom 10 mg tgl. auf maximal 300 mg tgl; Ziel: RR systolisch <110 mmHg Beachte: reichliche Flüssigkeitsgabe; RR-Überwachung

2.4 Primärer Hyperaldosteronismus

2.4.1 Anamnese und klinische Untersuchung

- Leitsymptome des primären Hyperaldosteronismus sind ein mäßig bis stark erhöhter Bluthochdruck und eine Hypokaliämie
- Klinische Zeichen einer ausgeprägten Hypokaliämie können Muskelschwäche, Paresen einzelner Muskelgruppen, Herzrhythmusstörungen, tetanisches Syndrom, Müdigkeit sowie Polyurie/Polydipsie sein. Anamnestisch Ausschluß anderer Ursachen einer Hypokaliämie, also insbesondere Diuretika- und Laxantieneinnahme oder -mißbrauch, Durchfall, Erbrechen, Lakritze.
- Positive Familienanamnese bei glucocorticoidsupprimierbarem Hyperaldosteronismus
- siehe auch den speziellen Anamnese- und Untersuchungsbogen

2.4.2 Stufenschema zu Diagnostik und Therapie

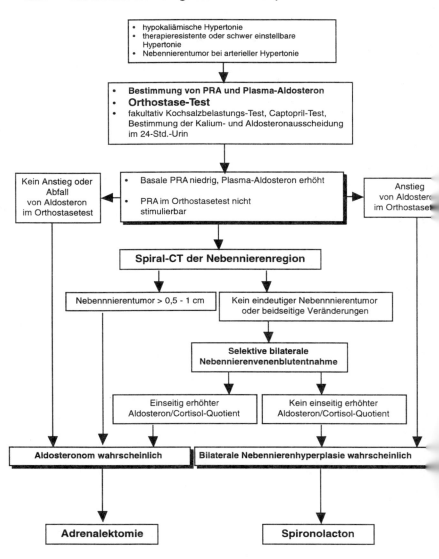

2.4.3 Screening und Bestätigung der Verdachtsdiagnose

Screening:
- Mindestens 3 x **Serumkalium**-Bestimmungen in Abwesenheit von Diuretika. Achtung: *falsch hohe* Serumkaliumwerte können z.b. durch eine inkorrekte Blut-entnahme (zu lange Stauung), natriumarme Kost oder Kaliumsubstitution bedingt sein; *falsch niedrige* Serumkaliumwerte z.b. bei Diabetes mellitus.

- Weiterführende Diagnostik ist in der Regel bei einem Serum-Kalium < 3,7 mmol/l indiziert

Bestätigung der Verdachtsdiagnose
- Bei ambulanten Patienten Bestimmung von **Plasma-Renin-Aktivität** (PRA) und von **Plasma-Aldosteron** unter den in Kap. 1.9.1 beschriebenen Voraussetzungen, d.h. unter normaler oder kochsalzreicher Kost und nach Absetzen von Antihypertensiva und Diuretika. Falls Absetzen nicht möglich ist, müssen die Patienten auf Kalziumantagonisten, evtl. in Ergänzung mit ß-Blocker, umgesetzt werden.

  Bei stationären Patienten kann gleich der **Othostasetest** als dynamischer Test (s. Kapitel 1.9.2) mit einer morgendlicher Blutentnahme nach nächtlicher Bettruhe und nach 2-stündigem Gehen oder Sitzen mit Bestimmung von PRA und Plasma-Aldosteron durchgeführt werden. Der Orthostasetest ist auch zur Differentialdiagnose des primären Hyperaldosteronismus geeignet (s. Kapitel 2.2.4.3).

- Bei einem erhöhten Plasma-Aldosteron und einer supprimierten PRA, die sich in Orthostase nicht stimulieren läßt, ist die Diagnose eines primären Hyperaldo-steronismus gesichert.

- **Fakultative** Untersuchungen, die die diagnostische Sicherheit erhöhen können:
  - Der *Kochsalzbelastung* (s. Kapitel 1.9.3) dokumentiert die mangelnde Suppression von Aldosteron beim primären Hyperaldosteronismus.
  - *Captpopril-Test* (s. Kapitel 1.9.4) mit Bestimmung von PRA und Plasma Aldosteron vor und 2 Stunden nach oraler Einnahme von 25mg Captopril: Im Gegensatz zum primären Hyperaldosteronismsus findet sich beim Gesunden oder bei Patienten mit essentieller Hypertonie ein Anstieg der PRA und ein   Abfall des Aldosterons. Bei renovaskulärer Hypertonie Anstieg der PRA auf > 300 % des Ausgangswertes.

- *Kaliumausscheidung im 24-Std.-Urin* > 30 mmol bei primärem Hyperaldosteronismus.

- *Aldosteron (-18-glukuronid) ausscheidung im 24-Std.-Urin* >20 µg bei primärem Hyperaldosteronismus.

2.4.4 Differentialdiagnose

Differentialdiagnose von Veränderungen der PRA und von Plasma-Aldosteron
- „Low-renin-Hypertonie" (Aldosteron normal, PRA vermindert)
- Cushing-Syndrom oder Desoxycorticosteron-Überproduktion (Aldosteron vermindert, PRA vermindert)
- Sekundärer Hyperaldosteronismus (Aldosteron erhöht, PRA erhöht)

Differentialdiagnose des primären Hyperaldosteronismus:
- Zur Differentialdiagnose des primären Hyperaldosteronismus wird der **Orthostasetest** durchgeführt, ggf. auch der Kochsalzbelastungstest. Ein fehlender Anstieg oder Abfall des Plasma-Aldosterons im Orthostasetest, spricht für ein *unilaterales Aldosteron-produzierendes Adenom (60-80 %), eine einseitige oder doppelseitige primäre autonome makronoduläre Nebennierenhyperplasie (1-5 %)* oder einen *gukokortikoidsupprimierbaren Hyperaldosteronismus (1-3 %)*.

Ein Anstieg des Plasma-Aldosterons im Orthostasetest und/oder ein Abfall des Plasma-Aldosterons im Kochsalzbelastungstest spricht gegen ein Aldosteronom und für einen *idiopathischen Hyperaldosteronismus (bilaterale homogene oder mikronoduläre Nebennierenhyperplasie) (20 - 30 %)*.

- In Bezug auf die wichtigste Differentialdiagnose zwischen Aldosteron-produzierendem Adenom und bilateraler Hyperplasie sollte die Indikation zur **bilateralen selektiven Nebennierenvenenblutentnahme** (s. Kapitel 1.9.5) großzügig gestellt werden, insbesondere bei nicht eindeutigen CT- und/oder nicht eindeutiger biochemischer Differenzierung oder bei beidseitigen Veränderungen im CT. Ein einseitig hoher Aldosteron/Cortisol-Quotient aus dem Nebennierenvenenblut einer Nebennierenvene im Vergleich zur kontralateralen Nebennierenvene spricht für ein Adenom.

- Bei Patienten ohne aldosteronproduzierendes Adenom und ohne makronoduläre Veränderung der Nebenniere(n) im CT und *insbesondere mit positiver Familienanamnese* kann man durch mehrwöchige Behandlung mit 2 x 0,5 mg bis 2 x 1 mg Dexamethason pro Tag einen glukokortikoidsupprimierbaren Hyperaldosteronismus ausschließen oder diagnostizieren. Eine Diagnostik ist auch über eine Bestimmung der Exkretion von 18-Hydroxycortisol möglich (>3000 mmol/24 Std.), oder über die Genanalyse.

- Sonderformen bzw. seltene Formen des „renin-unabhängigen" Mineralocorticoidhochdrucks, die bei der Differentialdiagnose berücksichtigt werden sollten, umfassen den Hochdruck durch Desoxycorticosteron (bei 11ß-Hydroxylasemangel, 17α-Hydroxylasemangel, Cushing-Syndrom, primäre Cortisolresistenz) oder den sog. apparenten Mineralocorticoidexzeß (AME).

2.2.4.4 Lokalisationsdiagnostik

- Spiral-CT der Nebennierenregion
- Hohe Sensitivität (90 %) bei Tumoren > 0,5 - 1 cm.
- Unzureichende Sensititvität bei kleinen Tumoren und bei beidseitigen Veränderungen, da auch z.B. die Kombination aus einseitigem (großem) Inzidentalom und (kleinem) kontralateralen Aldosteronom vorkommen kann.
- Bilaterale selektive Nebennierenvenenblutentnahme (s.o.)
- Nebennierenszintigraphie mittels 131J-6-ß-Jod-Methyl-19-Norcholesterin nach Suppression des nicht-autonomen Nebennierengewebes mit 4 mg Dexamethason tgl über 7 Tage und Schilddrüsenblockade mit 3 x 15 Tropfen Perchlorat (Irenat®) beginnend vor Applikation des Tracers. Diese Untersuchung sollte nur in Ausnahmefällen durchgeführt werden, da sie eine hohe Strahlenbelastung der Gonaden beinhaltet und weniger sensitiv ist im Vergleich zu CT und selektiver Nebennierenvenenblutentnahme. Eine einseitige Anreicherung spricht in der Nebennierenszintigraphie spricht für ein Aldosteronom, eine beidseitige Anreicherung für eine bilaterale Hyperplasie.

2.2.4.6 Ergänzende Untersuchungen

- 24-Std.-Blutdruckmessung, Echokardiographie, Bestimmung der Mikroalbuminurie/Gesamteiweißausscheidung im Urin und augenärztliche Untersuchung sollten als ergänzende Diagnostik der arteriellen Hypertonie, seiner Folgeschäden (hypertensive Fundusveränderungen, hypertensive Herzerkrankung, Nephro-pathie), zur Optimierung der medikamentösen Therapie sowie ggf. als präoperative Vorbereitung durchgeführt werden.

2.4.5 Therapie

- *Medikamentöse* Therapie bei (homogener/mikronodulärer) bilateraler Hyperplasie (= idiopathischer Hyperaldosteronismus) mit Spironolacton unter Kontrollen von Blutdruck, Serum-Kalium und **Kreatinin**. Als Dauertherapie tolerieren die meisten Patienten wegen unerwünschter Nebenwirkungen (z.B. gastrointestinal, Mastodynie, Gynäkomastie, Abnahme von Libido und Potenz, Zyklusstörungen, Stimmveränderungen) meist nur 50 bis höchstens 200 mg Spironolacton. Zusätzlich können kaliumsparende Diuretika eingesetzt werden, zur Normalisierung des Blutdrucks ggf. neben kochsalzbeschränkter Diät und Hydrochlorothiazid weitere Antihypertonika.

- *Einseitige, meist retroperitoneoskopische Adrenalektomie* bei Aldosteron-produzierendem Nebennierenadenom. Präoperativ sollte vor allem bei ausgeprägter Hypokaliämie eine medikamentöse Behandlung mit Spironolacton durchgeführt werden.
- *Dexamethason* bei glucocorticoid-supprimierbarem Hyperaldosteronismus (0,5 - 1,0 mg tgl. zur Nacht). Volle Wirkung est nach einigen Wochen.

2.4.6 Nachsorge

- Zur Nachsorge sind zunächst mindestens wöchentliche Kontrollen von Serum-Kalium erforderlich mit Dosisanpassung oder Absetzen der vorbestehenden Kaliumsubstitution, am 3. postoperativen Tag einmalig PRA- und Plasma-Aldosteronbestimmung (s. Kapitel 1.9.1 und 1.9.2) zur Erfolgskontrolle. Der Blutdruck sollte in den ersten postoperativen Wochen möglichst täglich gemessen werden, da bei erfolgreicher Operation eine Reduktion der blutdrucksenkenden Medikation oder ein Absetzen möglich ist.
- 2 Monate nach Adrenalektomie Kontrolle von PRA und Plasma-Aldosteron, da postoperativ ein Hypoaldosteronismus entstehen kann.

2.5 Inzidentalom der Nebenniere

2.5.1 Definition

- zufällig entdeckte Vergrößerung oder Tumor der Nebenniere ohne klinische Symptomatik

2.5.2 Diagnostik

Basisdiagnostik
- Serum-Kalium, Blutdruck
- Katecholamine im 24-Std.-Urin
- Dexamethason-Hemmtest (2 mg)

erweiterte Diagnostik in Spezialfällen
- Aldosteron, Plasma-Renin-Aktivität und Kalium-Ausscheidung im 24-Std.-Urin
  - bei arterieller Hypertonie und/oder Serum-Kalium-Erniedrigung
- 17-alpha-OH-Progesteron im Serum bei beidseitigen Tumoren, Testosteron, Androstendion und DHEAS
  - bei klinischem Hinweise für Hyperandrogenämie
- Computertomographie
  - falls Inzidentalom sonographisch entdeckt
- MRT
- bei Verdacht auf Malignom (erhöhte T2-Signalintensität)
- MIBG-Szintigraphie
  - bei Verdacht auf Phäochromozytom (erh. Katecholaminausscheidung)

2.5.3 Therapeutische Entscheidungen

- Tumor mit hormoneller Aktivität, unabhängig von der Tumorgröße
  => operative Tumorresektion (bei Phäochromozytom erst nach entsprechender medikamentöser Vorbereitung; siehe dort)
- Tumor ohne hormonelle Aktivität < 3 cm
  => Verlaufskontrolle in 6 Monaten - bei Größenzunahme operative Tumorresektion
- bei Größenkonstanz weitere Verlaufskontrollen in 1, 3, 5 Jahren
- Tumor ohne hormonelle Aktivität > 5 cm
  => operative Tumorresektion

3 Störungen der sexuellen Differenzierung und der Sexualfunktion

3.1 Hyperandrogenämie/Hirsutismus/Alopezie

3.1.1 Anamnese

- Beginn, Progredienz
- genetische Abstammung (verstärkte Sensitivität der Haarfollikel bei Patienten aus dem Mittelmeerraum)
- Familienamnese (Behaarung bei Mutter, Schwestern)
- Pubertät
- Menses
- Gewichtszunahme (Hinweis auf Cushing-S./PCO)
- Medikamente
- Diabetes mellitus Typ II (Hyperinsulinismus führt zu Stimulation des IGF-I-Rezeptors in den Ovarien mit Stimulation der ovariellen Androgenproduktion)

3.1.2 Klinische Untersuchung

- Lokalisation und Ausprägung vermehrter Behaarung
  - Gesicht (Oberlippe, Kinn, Wangen, Rücken)
  - Mammae (perimammillär)
  - Bauch (Linea alba)
  - Oberschenkelinnenseiten
  - Gesäß
- Lokalisation und Ausprägung reduzierter Behaarung v.a. im Kopfbereich
  - Reduktion von Kopfhaar frontal gleichmäßig, parietal („Geheimratsecken"), occipital
- Adipositas
  (vermehrte Umwandlung von Östrogen in Androgene im Fettgewebe
  => Erhöhung der Androgene)

3.1.3 Diagnostik

Basisprogramm
- Testosteron
- DHEAS
- Dexamethason-Hemmtest mit Bestimmung von Cortisol

zusätzlich in speziellen Fällen:
- Blutzucker, Cholesterin, Triglyceride
- TSH_{basal}, fT4, (T3, T4)
- Testosteron, bei Werten > 7 nmol/l (ca. 200 ng/ml) ist ein Androgen-produzierender Tumor wahrscheinlich
- SHBG
  - erhöht durch Östrogene, Tamoxifen, Phenytoin, L-Thyroxin, Hyperthyreose, Leberzirrhose
  - erniedrigt durch exogene Androgene, Glucocorticoide, Hypothyreose, HGH, Akromegalie, Adipositas
- Berechnung des freien Androgenindex (FAI: Testosteron (in nmol/l) ÷ Sex-Hormon-Bindendes-Globulin (in nmol/l) x 100% (Referenzbereich für Frauen ist < 6%)
- Androstendion
- DHEA-S
- Prolaktin
- LH, FSH, 17-ß-Östradiol
- bei Verdacht auf Late-Onset-AGS: ACTH-Kurztest mit Bestimmung von Cortisol 17-α-OH-Progesteron u. 17-α-OH-Pregnenolon (fakultativ); ggf. Genanalyse

dringender Tumorverdacht besteht bei
- rascher Progredienz der klinischen Symptome
- Auftreten nach dem 20. Lebensjahr
- Haarausfall, Amenorrhoe, Zeichen der Virilisierung
- Testosteron größer 5,2 pg/ml, Androstendion größer 6 ng/ml, DHEAS größer 8000 ng/ml

zusätzliche Diagnostik bei Tumorverdacht
- transvaginale Sonographie der Ovarien
- Abdomen-CT (Spiral-CT der Nebennierenregion)
- Abdomen-MRT (fakultativ)
- Tumormarkern (CEA, CA 125, AFP und ß-hCG)

zusätzliche Diagnostik bei Verdacht auf Syndrom polycystischer Ovarien
- transvaginaler Ultraschall der Ovarien
- ggf. laparoskopische Biopsie der Ovarien

3.1.4 Therapie

3.1.4.1 Androgen-produzierender Tumor
- operative Tumorentfernung

3.1.4.2 Nicht Tumor-bedingte Hyperandrogenämie

Kosmetische Maßnahmen
- Rasur
- Enthaarungscremes
- Elektroepilation

Medikamentöse Maßnahmen
Beachte:
- Die Anwendung von Antiandrogenen darf nur in Kombination mit sicheren antikonzeptionellen Maßnahmen erfolgen, um eine eventuelle Feminisierung männlicher Föten zu verhindern.
- Eine klinisch apparente Wirkung der medikamentösen Therapie ist erst nach mindestens mehrmonatiger konsequenter Behandlung zu erwarten, deshalb sollte ein Therapieversuch nicht vor Ablauf eines Jahres wegen fehlender Wirksamkeit abgebrochen werden.

Adrenaler Hirsutismus
1. 0,5 mg Dexamethason zur Nacht
2. zur Hemmung der Androgenwirkung zusätzlich Chlormadinonacetat und Ethinylöstradiol (z.B. Neo-Eunomin®) oder Cyproteronacetat und Ethinylöstradiol (z.B. Diane 35®)
3. Kombination mit 2 x 50mg (bis 2 x 100mg) Spironolacton
   Cave: Menses treten alle 2 Wochen auf
   kontraindiziert bei Niereninsuffizienz
4. Kombination eines Kontrazeptivums mit Cyproteronacetat (Androcur®) 25 - 50 mg für 10 Tage pro Monat (nur unter regelmäßiger Kontrolle der Leberwerte; Gewichtszunahme möglich)

Ovarieller Hirsutismus
- Ovulationshemmer
- Kombination wie 2 u. 3. bei adrenalem Hirsutismus
- auch bei großzügiger Therapie sollte die Patientin aufgeklärt werden, daß bei einem Absetzten der Therapie mit einem Wiederanstieg der Androgene und neuerlichem Auftreten ovarielle Funktionsstörungen zu rechnen ist.

Therapie bei Kinderwunsch
- bei Hyperandrogenämie mit normalen Gonadotropinen und normalem Östrogenwert ist ein Versuch mit ovarstimulierenden Medikamenten, insbesondere Clomiphen (5.-9. Zyklustag) angezeigt.

4 Hypoglykämie-Symptomenkomplex

4.1 Anamnese

- Art der Symptome
  - typische Symptome:
    Tachykardie, Palpitationen, Unruhe, Tremor, Wärmegefühl, Schwitzen, Heißhunger, weite Pupillen, Parästhesien, Kopfschmerzen, Müdigkeit, Verhaltensauffälligkeiten, Sprachstörungen, Sehstörungen, Lähmungen, Somnolenz, Krämpfe, Koma
- Verschwinden der Symptome nach Glukosezufuhr innerhalb von wenigen Minuten
- Anlaß, Häufigkeit, Dauer der Symptomatik
- Medikamente (Insulin, orale Antidiabetika)
- Alkoholabusus
- Beruf (Tätigkeit im Gesundheitswesen mit Zugang zu Medikamenten)
- Verwandte mit Diabetes mellitus

4.2 körperliche Untersuchung

Beachte
- Injektions/Punktionsstellen

4.3 Diagnostik

- nüchtern Blutglukose
- Medikamentenscreening im Serum
- orale Antidiabetika (z.B. Labor Limbach, Heidelberg)
- Insulin u. C-Peptid
- oGTT über 6 Stunden
- bei Verdacht auf Insulinom: 72 h- Hungertest

Stufenschema zur Diagnostik der Hypoglykämie
- siehe nächste Seite

Stufenschema zur Diagnostik der Hypoglykämie

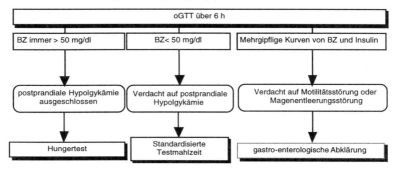

4.4 Differentialdiagnose

Nüchternhypoglykämie
häufiger
- Medikamente (Insulin, orale Antidiabetika)
- Alkohol

selten
- Insulin-Antikörper
- Insulin-Rezeptor-Antikörper
- Insulinome und andere Tumore (Hungertest, ggf. weitere Diagnostik)
- NNR-Insuffizienz (ACTH-Kurztest, ggf. weitere Diagnostik)
- Leberinsuffizienz (allgemeine Laborparameter)
- Nieren-Insuffizienz (allgemeine Laborparameter)
- Sepsis (allgemeine Laborparameter)

postprandiale Hypoglykämie
- idiopathisch reaktiv
- Medikamente (Insulin, orale Antidiabetika)
- Insulinom
- Insulin-Antikörper

5 Diabetes mellitus

5.1 Anamnese und Befund

- siehe Formulare unter Kapitel D

5.2 Insulinpräparate

Firma	Pen Patronen-Größe	Mischinsulin 1. Zahl: % Altanteil 2. Zahl: % Verzögerungs- insulinanteil	Normalinsulin	Verz.- Insulin
Novo- Nordisk	Novo-Pen I 1,5 ml = 150 IE 1 IE einzustellen Novo-Pen II 1,5 ml = 150 IE 2 IE einzustellen Novo-Pen III 3 ml = 300 IE 1 IE einzustellen Novo Pen 1,5 1,5 ml = 150 IE 1 IE einzustellen identisch mit Novo-Pen III, nur kleinere Patrone Novolet 3 ml = 300 IE Novolet 1,5 = 150 IE 2 IE einzustellen (Einmalpen, kein Patronenwechsel; ganzer Pen wird gewechselt)	*Actraphane HM 10/90 *Actraphane HM 20/80 Actraphane HM 30/70 *Actraphane HM 40/60 *Actraphane HM 50/50 *nur als Pen- Patrone oder Novolet erhält- lich; nicht als U 40-Insulin	Actrapid HM	Protaphan HM

Firma	Pen Patronen-Größe	Mischinsulin 1. Zahl: % Altanteil 2. Zahl: % Verzögerungs- insulinanteil	Normalinsulin	Verz.- Insulin
Hoechst	Opti-Pen I 1 IE einzustellen Opti-Pen II 2 IE einzustellen Opti-Pen Starlet wie Opti-Pen I und II, nur anderes Design Opti-Pen IV 4 IE einzustellen alle Hoechst-Patronen: 3ml = 300 IE	Komb H- Hoechst (50/50) Depot H- Hoechst (25/75) Depot H15- Hoechst (15/85)	H-Insulin Hoechst	Basal-H Hoechst
Berlin- Chemie	Berlipen 1 1 IE einzustellen Berlipen 2 2 IE einzustellen alle Berlin-Chemie- Patronen: 1,5 ml = 150 IE	Berlinsulin H 10/90 Berlinsulin H 20/80 Berlinsulin H 30/70 Berlinsulin H 40/60	Berlinsulin H Normal	Berlinsulin H Basal
Lilly	BD-Pen 1 IE einzustellen BD Lilly Pen+ 1 IE einzustellen Diapen I 1 IE einzustellen Diapen II 2 IE einzustellen alle Lilly-Patronen: 1,5 ml = 150 IE	Lilly-Profil I (10/90) Lilly-Profil II (20/80) Lilly-Profil III (30/70) Lilly-Profil IV (40/60)	Humalog sofort wirksam Lilly Huminsulin Normal	Lilly Huminsulin Basal

Alle Insuline sind sowohl als Penpatronen (U 100-Insulin) wie auch als Insulinflaschen (U 40-Insulin) erhältlich

Ausnahmen sind markiert

5.3 Perioperative Insulintherapie

5.3.1 Allgemeine Empfehlungen

- Blutzuckermessung vor und nach dem Eingriff 2-stündlich, während des Eingriffes stündlich
- Zielbereich: Blutzuckerwert 6-10 mmol/l (108 - 180 mg/dl)
- wenn möglich präoperativ Blutzuckerkontrolle optimieren
  => größere Eingriffe verschieben falls
    - nüchtern BZ > 10 mmol/l (180 mg/dl)
    - postprandialer BZ > 13 mmol/l (240 mg/dl)
    - HBA1 > 10% (HBA1c > 8%)

5.3.2 Typ II-Diabetes, Therapie mit oralen Antidiabetika

Leichte Operationen oder diagnostische Eingriffe
- keine oralen Antidiabetika am OP-Tag
  (Metformin 48 h vor dem Eingriff absetzen)
- am OP-Tag präoperative BZ-Einstellung:
  - bei BZ < 10 mmol/l (180 mg/dl)
    => Verlaufskontrolle, ggf. Korrektur
  - bei BZ > 13 mmol/l (240 mg/dl)
    => s.c. 4-6 E Normalinsulin, Verlaufskontrolle, ggf. Korrektur;
- orale Antidiabetika mit der ersten postoperativen Mahlzeit

Mittelschwere Operationen
- keine oralen Antidiabetika am OP-Tag
  (Metformin 48 h vor dem Eingriff absetzen)
- perioperativ Infusion von Glukose 5% mit 100 ml/h;
  Insulingabe kontinuierlich (Perfusor 50 IE Normalinsulin in 50 ml NaCl 0,9%, d.h. 1IE/ml) oder als Bolus nach BZ-Wert
- orale Antidiabetika mit der ersten postoperativen Mahlzeit

BZ (mg/dl)	i.v. Insulin (IE/h)
120-180	1,0 wenn präop. Tagesbed. < 40 IE 1,5 wenn präop. Tagesbed. 40-80 IE 2,0 wenn präop. Tagesbed. > 80 IE
> 180	jeweils 0,5 IE mehr
< 120	jeweils 0,5 IE weniger
< 80	Insulininfusion stoppen 10 g Glukose i.v. als Bolus BZ-Kontrolle nach 15 u. 30 Min.

BZ (mg/dl)	s.c. Insulin, 4 stündl.
120-180	4 IE wenn präop. Tagesbed. < 40 IE 5 IE wenn präop. Tagesbed. 40-80 IE 6 IE wenn präop. Tagesbed. > 80 IE
> 180	jeweils 2 IE mehr
< 120	jeweils 2 IE weniger

Schwere Operationen
- präoperativ Umstellung auf Insulintherapie
- perioperativ Infusion von Glukose 5% mit 100 ml/h; Insulingabe kontinuierlich oder als Bolus nach BZ-Wert gemäß obenstehendem Schema
- orale Antidiabetika mit der ersten postoperativen Mahlzeit

5.3.3 Typ II-Diabetes, Insulintherapie

Leichte Operationen oder diagnostische Eingriffe
- am Vorabend der OP (22-23 h) BZ-Messung, dann Gabe von 50% -75% des Verzögerungsinsulins, übliche Dosis des Normalinsulins;

- am OP-Tag präoperative BZ-Einstellung:
  - bei BZ < 10 mmol/l (180 mg/dl)
    => Verlaufskontrolle, ggf. Korrektur
  - bei BZ > 13 mmol/l (240 mg/dl)
    => s.c. 4-6 E Normalinsulin, Verlaufskontrolle, ggf. Korrektur;

- postoperativ den restlichen Anteil des Verzögerungsinsulins und den Normal-Anteil für die bevorstehende Mahlzeit spritzen

Beispiel: Actraphane 30/70 12 IE morgens, Verzögerungsanteil: 8 IE, daher 4 IE Protaphane spritzen; nach der Untersuchung: 4 IE Actraphane zum Mittagessen

Diabetes mellitus

Mittelschwere und schwere Operationen
- am OP-Tag morgens kein s.c. Insulin, BZ-Messung auf Station
- perioperativ Infusion von Glukose 5% mit 100 ml/h;
  Insulingabe kontinuierlich oder als Bolus nach BZ-Wert gemäß obenstehendem Schema
- postoperativ Wiederaufnahme der bisherigen Insulintherapie

5.3.4 Typ I-Diabetes

Leichte Operationen oder diagnostische Eingriffe
- am OP-Tag übliche Basalinsulindosis, Normalinsulin nach BZ-Wert
- perioperativ Infusion von Glukose 5% mit 100 ml/h;
  Insulingabe kontinuierlich nach BZ-Wert gemäß obenstehendem Schema

Mittelschwere und schwere Operationen
- am Vorabend: Mahlzeit und Insulin in üblicher Dosierung
- am OP-Tag: kein s. c.-Insulin, BZ-Messung auf Station
- perioperativ i.v. Glukose-Insulin-Kalium (GIK)-Infusionsregime:
  - 500 ml Glukose 10% + 16 IE Normalinsulin + 10 mmol KCl
  - 80 ml/h über Infusionspumpe (=2,6 E Insulin/h, 8 g Glukose/h)
    mehr Insulin (20 E = 3,2 E/h bei Adipositas o. initial hohem BZ
    weniger Insulin (12 E = 1,9 E/h) bei sehr schlanken Patienten
  - Dosisanpassung: − 4 E, wenn BZ fällt bzw. normal/niedrig ist
                      + 4 E, wenn BZ steigt oder hoch ist
  - vom Morgen des OP-Tages bis 30-60 Min. nach der ersten postoperativen Mahlzeit (möglichst morgens)

5.4 Anpassungsschema für die Insulintherapie

Name: ....
Vorname: ....
Erstdiagnose: ....
Gewicht: ....
HbA1: ....
Altinsulin: .... Basalinsulin: .... Tabletten: ....

Insulinschema

	Frühstück	Mittagessen	Abendessen	22.30h
Altinsulin				
Basalinsulin				
KH-Einheiten				

Blutzuckerkorrektur

Blutzucker (mg/dl)	< 100	101 - 140	141 - 180	181 - 220	221 - 260
Altinsulin (IE)					

Blutzucker (mg/dl)	< 100	101 - 140	141 - 180	181 - 220	221 - 260
Altinsulin (IE)					

Blutzucker-Selbstmessung jeweils 20 Minuten vor den Mahlzeiten.
Altinsulin 10-15 Minuten vor den MahlzeitenSpritzen
[Ausnahme: lispro (Humalog®)]

6 Erkrankungen der Schilddrüse

6.1 Allgemeine Befunderfassung und Dokumentation

SCHILDDRÜSENKARTE Nr.

Name, Vorname, Geb.-Datum
Anschrift
Tel.
Hausarzt
Datum

- ○ AA (eu, Ht, funktion. Aut. bei Str. nod.)
- ○ Ht (Basedow + unklassifiziert)
- ○ Struma
- ○ Op.
- ○ Khtt
- ○ -itis
- ○ Hypo
- ○ Mal
- ○ eO
- ○ Rar

ANAMNESE

Allgemeines, Beschwerden _____

Struma seit _____ Lokalbeschw. _____
Gewicht _____ Menses _____
Temp.-Tol. _____ Schwitzen _____
Veget. Zeichen _____
Herz _____ Verdauung _____
Augen _____
Jodkontamination _____
SD-Medikation _____
Andere Medikation _____
Andere Erkrankungen _____
Familienanamnese _____

KLINISCHER BEFUND

○ eu   ○ hypo   ○ ht

Größe _____ cm   Gewicht _____ kg
Haut _____   Tremor _____
Puls _____/min.   RR _____ mmHg
Struma 0 I II III HU _____ cm
diffus   knotig
weich derb hart   Schwirren
Jugulum _____   Halsvenen _____
LK _____

Augen Hertel	Ödem	Graefe	Dalr.	Doppel-bilder
re				
li				
Basis				

Sonstiges _____

LABORBEFUNDE

T4 _____ nmol/l   T3 _____ nmol/l
fT4 _____ pmol/l TSH _____ mU/l
MAK _____ U/l   TAK _____ U/l
TRAK _____ U/ml Tg _____ ng/ml (Wf _____ %)

Sonogramm _____ Vol. _____ ml

Szintigramm _____ Uptake _____ %

Sonstiges _____

DIAGNOSE- UND THERAPIEPLAN

7 Vorgehen bei ausgewählten Schilddrüsenerkrankungen

7.1 Struma mit euthyreoter Stoffwechsellage (Jodmangelstruma)

7.1.1 Erstuntersuchung

obligat
- Anamnese und Untersuchung gemäß Schilddrüsenkarte
- Schilddrüsensonographie.
- basales TSH
- ggf. fT4 und T3 (fT3).

ergänzend bei bestimmten Fragestellungen
- Schilddrüsenszintigraphie mit Tc-99m

- bei tastbaren und/oder sonographisch abgrenzbaren Knoten (Ø ≥1 cm)

- Suppressionsszintigramm
  - bei Verdacht auf eine fokale oder diffuse Autonomie bzw. zum Ausschluß einer Autonomie vor Einleitung einer medikamentösen Therapie

- Feinnadelpunktion (FNP)
  - diagnostische FNP bei malignitätsverdächtigem Knotens

- diagnostische und therapeutische FNP als Entlastungspunktion bei großen, mechanisch wirksamen Zysten

- weiterführende Diagnostik
  (z.B. Trachea-Zielaufnahme, Lungenfunktionsdiagnostik etc.)
  - beim Verdacht auf das Vorliegen mechanischer Komplikationen.

- Bestimmung von Calcitonin
  - bei Verdacht auf medulläres Schilddrüsenkarzinom (z.B. bei positiver Familienanamnese, sonographisch verkalkter Knoten)

7.1.2 Indikation zur Therapie

- Prinzipiell jede sichtbare, tastbare oder sonographisch dokumentierbare euthyreote Struma

7.1.3 Medikamentöse Therapie

- drei medikamentösen Therapieformen (erzielbaren Volumenreduktion von 30 - 40%)
- bei Struma nodosa erst nach Ausschluß einer Autonomie szintigraphisch speichernder Knoten bzw. bei unauffälligem punktionszytologischem Befund szintigraphisch nicht speichernder Knoten
- absolute Kontraindikation: subklinische oder klinische Hyperthyreose
- relative Kontraindikation: Tachyarrhythmia absoluta, (Pan-)Karditis, Angina pectoris und frischer Myokardinfarkt

alleinige Jodgabe
- vor allem bei Kindern, Jugendlichen und Erwachsenen <40 J (auch Schwangere)
- Dosierung: Säuglinge u. Kleinkinder 100µg tgl., ab Schulalter 200µg tgl. (z.B Jodetten 100 bzw. 200 Henning) bzw. 1,56 mg 1 x pro Woche (z.B. Jodetten depot Henning)
- Absetzen der Therapie falls eine Suppression des basalen TSH eintritt (Verdacht auf Autonomie der Schilddrüse)

kombinierte Therapie von Levothyroxin und Jod
- bei Patienten >40 J mit Größenzunahme einer Struma diffusa oder Struma nodosa unter Beachtung oben genannter Voraussetzungen
- Dosierung: 100 - 150 µg Jodid kombiniert mit 50 - 125µg L-Thyroxin, Kontrolle des basalen TSH nach 4 - 6 Wochen, ggf. mit Dosisanpassung; Zielwert ist ein basales TSH im unteren Referenzbereich (0,3 - 0,8 mU/l)
- Dauer der Behandlung: 1 bis maximal 2 Jahre, dann Umstellung auf eine alleinige Jodprophylaxe mit 200µg Jodid tgl.

alleinige Levothyroxintherapie
- nur in Ausnahmefällen

7.1.4 Definitive Therapie

- falls kein Malignomverdacht vorliegt richtet sich die Wahl des Verfahrens auch nach den lokalen Gegebenheiten und dem Wunsch des Patienten

Operation
- Indikation
  - Malignomverdacht
  - schwere, bedrohliche lokale Verdrängungserscheinigungen (Stridor, obere Einflußstauung)
  - Nichtansprechen einer Struma mit mechanischen Symptomen auf eine medikamentöse Therapie

- Ziel
  - morphologie- und funktionserhaltende Resektion oder subtotale Thyreoidektomie (Ausnahme: Malignom)
- zu beachten
  - anschließende Rezidivprophylaxe mit Jodid allein oder in Kombination mit Levothyroxin

Radiojodtherapie
- erzielbare Volumenreduktion 30 - 50%
- Indikation
  - Schilddrüsenautonomie
  - Vorliegen einer einseitigen Recurrensparese
- zu beachten
  - anschließende Rezidivprophylaxe mit Jodid allein oder in Kombination mit Levothyroxin

7.1.5 Kontrolluntersuchungen

Untersuchungsintervalle
- nach Einleitung einer medikamentösen Therapie in der Regel nach 3 Monaten und im weiteren Verlauf mindestens einmal jährlich
- nach Beendigung der medikamentösen Therapie bzw. unter alleiniger Jodprophylaxe in einjährigem Abstand in den meisten Fällen ausreichend

Untersuchungsprogramm
- Schilddrüsensonographie
- basales TSH
- ggf. fT_4 und T_3 (fT_3)
- weitere Untersuchungen können im Einzelfall erforderlich sein

7.2 Immunogene Hyperthyreose

7.2.1 Erstuntersuchung

Obligat
- Anamnese und Untersuchung gemäß Schilddrüsenkarte
- fT_4 und T_3 (fT_3)
- basales TSH
- Antikörpern gegen den TSH-Rezeptor (TRAK)
- Schilddrüsensonographie

Ergänzend bei bestimmten Befundkonstellationen
- Antikörpern gegen die Schilddrüsenperoxidase (anti-TPO AK)
- zur Abgrenzung der immunogenen gegenüber einer nicht-immunogenen Hyperthyreose
- Schilddrüsenszintigraphie mit Tc-99m
- bei Vorliegen von tastbaren und/oder sonographisch abgrenzbaren Knoten (Durchmesser ≥ 1 cm)
  - in diagnostisch unklaren Fällen (Thyreoiditis, Thyreotoxicosis factitia)
- Feinnadelpunktion
- bei malignitätsverdächtigem Knoten (kalter Knoten > 1 cm)
- weiterführende Diagnostik (z.B. Trachea-Zielaufnahme, Lungenfunktionsdiagnostik etc.)
- beim Verdacht auf das Vorliegen mechanischer Komplikationen

Vor Einleitung einer thyreostatischen Therapie
- Differentialblutbild
- Gamma-GT und GPT

7.2.2 Kontrolluntersuchungen

Untersuchungsintervalle
- nach Einleitung einer antithyreoidalen Therapie mit Thioharnstoffderivaten bis zum Erreichen der Euthyreose 2-wöchentlich
- im weiteren Verlauf in 2 bis 6-wöchigen Abständen und schließlich alle 3 Monate bis zum Ende der antithyreoidalen Therapie (nach 12 bis 24 Monaten)
- im Einzelfall können häufigere Kontrolluntersuchungen erforderlich sein, jedoch auch längere Untersuchungsintervalle ausreichen.

Untersuchungsprogramm
- fT4 und T3 (fT3)
- basales TSH
- Differentialblutbild innerhalb der ersten 6 bis 12 Wochen
- ggf. Gamma-GT und GPT in etwa 2-wöchentlichen Abständen

- Schilddrüsensonographie bei klinischem Verdacht auf eine Größenzunahme der Schilddrüse, ansonsten in halbjährlichen Abständen
- eine Bestimmung von TRAK im Verlauf der Erkrankung besitzt keinen gesicherten Stellenwert, sie kann jedoch in bestimmten Fällen vor Absetzen einer antithyreoidalen Therapie sinnvoll sein, da sehr hohe Titer zu diesem Zeitpunkt eine erhöhte Rezidivgefahr anzeigen
- weitere Untersuchungen können im Einzelfall erforderlich sein

7.3 Endokrine Orbitopathie

- Die im Rahmen der *ophthalmologischen Befunderhebung* bei der endokrinen Orbitopathie als obligat anzusehenden Untersuchungsverfahren sind in Tabelle 1 zusammengestellt. Beim Auftreten von *Doppelbildern* oder bei *Visusminderungen* sind ergänzende Untersuchungen erforderlich.

Tabelle 1

	Standardisierung	Basisdiagn.	Dopp. bilder	Visusmind.
1. Lidzeichen				
Lidretraktion (Ober-/Unterlid)	Kopffixierung	X		
Oberlidmitbeweglichkeit	Kopffixierung	X		
Lidschluß	nicht forciert	X		
Sicca-Symptomatik	Subjektiv: 6-Punkte-Skala			
Druckgefühl	Subjektiv: 6-Punkte-Skala			
Blendungsempfindlichkeit	Subjektiv: 6-Punkte-Skala			
2. Weichteilbeteiligung				
Lidödeme	Photo, Schweregradeinteilung	X		
Bindehautchemosis,-injektion	Photo, Schweregradeinteilung	X		
3. Protrusio				
Exophthalmus	Hertel-Exophthalmometer	X		
4. Augenmuskelbeteiligung				
Strabismus, Motilität	Abdecktest, Führungsbewegungen	X	X	
Bulbusexkursionsstrecken	Goldmannperimeter, Harmswand		X	
Fusionsblickfeld	Harmswand		X	
Kopffehlhaltung	x-, y-, z-Achse im Raum	X	X	
Echographie	A-Bild (B-Bild)	(X)	X	
CT / NMR	axial, koronar, (modif. sagittal)		X	
Blickrichtungstonometrie	Applanationstonometrie		X	X
5. Hornhautbeteiligung				
Spaltlampenmikroskopie	Fluorescein-, Bengalrosafärbung	X		X
Benetzungsstörung	Schirmertest, Tränenfilmaufrißzeit			X
6. Sehnervbeteiligung				
Visus	optimaler Refraktionsausgleich	X		X
Vis. evoz. kortik. Potentiale	Schachbrettmuster-VECP			X
Gesichtsfeld	statische/kinetische Perimetrie			X
Farbensättigung	Farbpigmentproben (Ishihara)			X
Afferenzstörung	swinging-flashlight Test			X

- zusätzliche fakultative Untersuchungen in speziellen Fällen
  - Messungen der Sakkadengeschwindigkeit
  - Kernspintomographie mit Bestimmung der T2-Relaxationszeiten
  - Verhalten der Augenmuskeln nach Injektion von Botulinustoxin A
  - Messung von Dehnungs-Spannungs-Kurven der Augenmuskeln.
- Nicht indiziert sind folgende Untersuchungen
  - Haploskopische Augenmotilitätsuntersuchungen
  - Bestimmung des Fusionsblickfeldes für die Verlaufskontrolle von Augenmotilitätsstörungen
  - Swinging-flashlight-Test und Messung der Farbensättigung für die Verlaufskontrolle von Visusminderungen

7.4 Schilddrüsenautonomie

7.4.1 Erstuntersuchung

Obligat
- Anamnese und Untersuchung gemäß Schilddrüsenkarte
- basales TSH
- ggf. fT4 und T3 (fT3) [in jedem Fall bei erniedrigtem basalen TSH (< 0,4mU/l]
- Schilddrüsensonographie
- Schilddrüsenszintigraphie mit Tc-99m
  - bei erniedrigtem oder besser supprimiertem TSH zur Abschätzung der Menge und der Aktivität autonomen Gewebes (ggf. ist die Gabe von L-Thyroxin erforderlich; siehe Suppressionsszintigramm
  - bei tastbaren und/oder sonographisch abgrenzbaren Knoten und normalem basalen TSH in der Regel zunächst ohne Suppressionsbedingungen, um regionale Minderspeicherungen auszuschließen bzw. zu erkennen

Ergänzend kann erforderlich sein
- Antikörpern gegen den TSH-Rezeptor (TRAK)
ggf. auch Antikörpern gegen die Schilddrüsenperoxidase (TPO AK)
  - zur Abgrenzung der immunogenen gegenüber einer nicht-immunogenen Hyperthyreose
- Feinnadelpunktion
  - bei malignitätsverdächtigem Knoten
- weiterführende Diagnostik
(z.B. Trachea-Zielaufnahme, Lungenfunktionsdiagnostik etc.)
  - beim Verdacht auf das Vorliegen mechanischer Komplikationen

7.4.2 Kontrolluntersuchungen

Untersuchungsintervalle
- in 1-jährigen Abständen sofern keine Indikation für eine definitive Therapie (Radiojodtherapie, Operation) besteht
- zusätzliche Untersuchungen können erforderlich sein (z. B. vor und nach Gabe jodhaltiger Substanzen)

Untersuchungsprogramm
- basales TSH
- ggf. fT4 und T3 (fT3)
- Schilddrüsensonographie
- ggf. erneute Schilddrüsenszintigraphie (nur bei Befundänderungen erforderlich)
- weitere Untersuchungen können im Einzelfall erforderlich sein

7.5 Hypothyreose und Autoimmunthyreoiditis

7.5.1 Erstuntersuchung

Obligat
- Anamnese und Untersuchung gemäß Schilddrüsenkarte
- basales TSH
- ggf. fT4 (in jedem Fall erforderlich bei erhöhtem basalen TSH (>4 mU/l)
- anti-TPO-Antikörper
- Schilddrüsensonographie

Ergänzend bei bestimmten Befundkonstellationen
- blockierende TSH-Rezeptor-Antikörper
- Antikörpern gegen Thyreoglobulin (anti-Tg-Ak)
  - bei Verdacht auf Vorliegen einer Autoimmunthyreoiditis (latente oder manifeste Hypothyreose und/oder sonographisch echoarme Binnenstruktur
- Schilddrüsenszintigraphie mit Tc-99m und/oder Feinnadelpunktion
  - nur selten in diagnostisch unklaren Fällen

7.5.2 Kontrolluntersuchungen

Untersuchungsintervalle
- bei gesicherter Hypothyreose nach Einleitung einer Substitutionstherapie mit Schilddrüsenhormonen in 4- bis 6-wöchentlichen Abständen bis zum Erreichen der Euthyreose
- im Anschluß in der Regel 1 mal jährlich.

Untersuchungsprogramm
- basales TSH
- ggf. fT4 und T3 (fT3)
- Schilddrüsensonographie 1 mal jährlich
- entbehrlich ist üblicherweise die Verlaufskontrolle von Schilddrüsenautoantikörpern
- weitere Untersuchungen können im Einzelfall erforderlich sein

7.6 Hyperthyreote Krise

7.6.1 Akuttherapie

Thyreostatika hochdosiert i.v.
- Thiamazol 40-80 mg i.v. (z.B. Favistan®) alle 8 h

Betarezeptorenblocker
- bei ausgeprägter Unruhe u. Tachykardie

- Propranolol (z.B. Dociton®) 1 - 5 mg i.v.
  oder 3 x 20 - 3 x 80 mg über Magensonde
  oder Pindolol 0,1 mg/h i.v.

- Einstellung der Herzfrequenz auf 80 - 90 /Min.

Glukokortikoide
- Prednisolon 50 mg i.v. alle 6-8h
- oder Dexamethason 2-4 mg i.v. alle 6-8h

Supportive Maßnahmen
- Intensivüberwachung
- hohe Flüssigkeitszufuhr (3-5 l), Elektrolytsubstitution
- hohe Kalorienzufuhr (3000 kcal/Tag)
- Normalisierung der Körpertemperatur (Eisbeutelkühlung)
- Digoxin in hoher Dosierung (unter Speigelkontrolle)
  bzw. Therapie von Rhythmusstörungen
- Sauerstoffgabe
- Thrombembolieprophylaxe (Heparin i.v.)

- Antibiotikaprophylaxe
- Plasmapherese zur Elimination von eiweißgebundenen Schilddrüsenhormonen

Frühoperation nach Ersttherapie innerhalb von 48h
- in Abhängigkeit vom klinischen Bild

7.6.2 Erhaltungstherapie

- nach Erreichen einer euthyreoten Stoffwechsellage (in der Regel ca. 3 - 6 Wochen nach Therapiebeginn)
- z.B. Thiamazol 2,5 mg jeden 2. Tag bis 10 mg / Tag
- Kombination mit 25-75 µg Levothyroxin möglich (nicht in Schwangerschaft!) (längere Kontrollintervalle möglich, Strumawachstum leichter vermeidbar)
- zu vermeiden sind TSH-Spiegel >0,5 mU/l
- Kontrollen von Schilddrüsenparametern und Blutbild (mögliche Agranulozytose) initial in 3-wöchentlichen, später in 3-monatigen Abständen
- nach 12 Monaten Therapie Auslaßversuch (50% Rezidivhäufigkeit)

7.6.3 Definitive Therapie

operative Schilddrüsenresektion
- große Struma, mechanische Behinderung

Radiojodtherapie
- Patienten mit erhöhtem Operationsrisiko, Rezidiv
- weniger geeignet bei großen Strumen (> 60 ml)

7.7 Thyreostatische Therapie vor Radiojodtherapie

- TSH muß supprimiert sein bei Autonomie der Schilddrüse
- TSH < 0,5 mU/l/ bei M. Basedow
- Therapie wird nach guter Einstellung noch während Radiojodtest und Radiojodtherapie angepaßt oder abgesetzt

7.8 Schilddrüsenblockade vor Kontrastmittelexposition

- Röntgenuntersuchungen mit nicht-wasserlöslichen Kontrastmitteln (z.B. orale Cholezystographie) sollten bei gefährdeten Paitenten (siehe unten) grundsätzlich gemieden werden
- bei dringlicher Indikation für Röntgenuntersuchungen mit wasserlöslichen Kontrastmitteln empfiehlt sich untenstehendes Vorgehen

7.8.1 Empfohlene Untersuchungen vor KM-Applikation

- exakte Anamnese und körperliche Untersuchung
- TSH_{basal}
- evtl. Schilddrüsenszintigraphie

7.8.2 Patienten mit erhöhtem Risiko für eine jodinduzierte Hyperthyreose

- anamnestische Hinweise für frühere oder aktuell bestehende Hyperthyreose
- nachgewiesene Schilddrüsenautonomie
- deutliche Schilddrüsenvergrößerung (klinische Untersuchung, Sonographie)
- $TSH_{basal} < 0,3$ mU/l

7.8.3 Durchführung

- Patienten mit
  - $TSH_{basal} < 0{,}3$ mU/l, jedoch normalen T3 und T4, bzw. fT4-Werten

  und/oder
  - anamnestischen Hinweisen für eine früher durchgem. Hyperthyreose

  und/oder
  - Befunden, die das Vorliegen einer Schilddrüsenautonomie belegen

  und/oder
  - mit deutlicher Schilddrüsenvergrößerung

    - 2 - 4 Std. *vor* KM-Gabe   25 gtt Perchlorat (z.B. Irenat®) p.o. und 20 mg Thiamazol
    - 2 - 4 Std. *nach* KM-Gabe   25 gtt Perchlorat p.o.
  - für 7 Tage *nach* KM-Gabe   3 x 15 gtt Perchlorat p.o. und 20 mg Thiamazol tgl.

- Patienten mit
  - $TSH_{basal} < 0{,}1$ mU/l und erhöhten T3 und/oder T4 bzw. fT4-Werten

  und/oder
  - klinischem Verdacht auf eine manifeste Hyperthyreose (bei Notfalluntersuchungen)

    - 2 - 4 Std. *vor* KM-Gabe
      - 25 gtt Perchlorat (z.B. Irenat®) und
      - 40 mg Thiamazol (z.B. Favistan®) p.o.
    - 2 - 4 Std. *nach* KM-Gabe
      - 25 gtt Perchlorat p.o.
    - für 7 Tg. *nach* KM-Gabe
      - 3 x 15 gtt Perchlorat p.o. und
      - 40 mg Thiamazol tgl. p.o. und
      - Bestimmung der SD-Werte alle 2 - 3 Tage

7.9 Differenziertes und anaplastisches Schilddrüsenkarzinom

(gemäß der Leitlinien zur Diagnostik und Therapie maligner Erkrankungen am Westdeutschen Tumorzentrum)

7.9.1 Diagnostik

Obligate Diagnostik vor dem Primäreingriff
- Anamnese
- klinische Untersuchung
- Schilddrüsenhormon-in-vitro-Diagnostik (TSH, T3, fT4)
- Serumcalcium
- Halssonographie
  (Organausdehnung, Volumen, Knoten)
- Röntgen Thorax in zwei Ebenen
  (substernale Struma, Trachealverlagerung, Metastasen)
- Technetium-Szintigraphie
- indirekte Laryngoskopie
  (Überprüfung der Stimmbandbeweglichkeit)

Fakultative Diagnostik vor dem Primäreingriff bei malignomverdächtigem Befund
- Feinnadelpunktion
  (jeder szintigraphisch kalte Knoten)
- Calcitonin (zum Nachweis eines medullären Schilddrüsenkarzinoms)
- Katecholaminausscheidung im 24-Std. Urin
  (Phäochromozytomausschluß, nur b. medullären Schilddrüsenkarzinom)
- RET-Protoonkogenbestimmung
  (Ausschlußdiagnostik-bzw. Nachweisdiagnostik eines MEN IIa, MEN IIb oder hereditären medullären Schilddrüsenkarzinoms)
- CEA im Serum
  (bei Verdacht auf organüberschreitendes Wachstum)
- Magnetresonanztomographie bzw. Computertomographie
  (ohne jodhaltige Kontrastmittel, um eine evtl. Radiojodtherapie nicht zu verhindern)
- Ösophagusbreischluck
- Tracheazielaufnahme
- Halslymphknotenexstirpation
  (bei Verdacht auf organüberschreitendes Wachstum)
- Thyreoglobulin
  (nur zur Verlaufskontrolle für verbliebene Schilddrüsenreste bzw. für Lokalrezidive oder Fernmetastasen; als präoperativer Tumormarker wegen mangelnder Spezifität nicht zu verwerten)

7.9.2 Allgemeine Behandlungsstrategie

- Interdisziplinäre Abstimmung zwischen Chirurgen, Nuklearmedizinern, Strahlentherapeuten und Internisten sowie Pathologen, da das Therapiekonzept vom Typing und Staging abhängig ist

Primärtherapie
- immer chirurgische Tumorresektion
  (falls Diagnose zufällig nach Entfernung eines Knotens gestellt wird: Zweitoperation zur Gewährleistung einer ausreichenden Radikalität innerhalb von Tagen.

Postoperatives Staging
- klinisches Staging nach der TNM-Klassifikation der UICC (1987)

Postoperative Folgetherapie
- Radiojodtherapie im Abstand von 4 Wochen nach Operation bei hypothyreoter Stoffwechsellage (TSH> 20 mU/l)
  - beim differenzierten Schilddrüsenkarzinom (papillär und follikulär)
  - verzichtbar bei bei   * papillärem Karzinom pT1a
                            * rein onkozytär differenzierter Variante
                            des SD-Carcinoms
- perkutane Strahlentherapie bei Tumorstadien 3-4
  - bei fehlender Jodspeicherung
  - bei entdifferenzierten Karzinomen
- palliative Chemotherapie
  - bei progredienten differenzierten Malignomen mit klinischer Symptomatik nach Ausschöpfung der genannten Möglichkeiten
  - bei anaplastischen Karzinomen
- lebenslange Hormonbehandlung mit Levothyroxin
  - bei differenzierten Karzinomen in TSH-suppressiver Dosis (TSH < 0,1 mU/l)
  - bei anaplastischen Karzinomen in substitutiver Dosis

7.9.3 Spezielle Therapie des differenzierten Schilddrüsenkarzinoms (papilläres und follikuläres Schilddrüsenkarzinom)

7.9.3.1 Chirurgische Therapie

Totale Thyreoidektomie mit zentraler Lymphknotendissektion
- beim intraoperativ per Schnellschnittdiagnose gesichertem papillärem (größer 1 cm, ab T2 sowie bei multifokalem papillärem Karzinom jeder Größe) und follikulärem Schilddrüsenkarzinom

Systematische, ipsilaterale, ggf. auch kontralaterale Dissektion der lateralen Lymphknoten
- zusätzlich bei Lymphknotenmetastasen im lateralen Kompartiment

Hemithyreodektomie bzw. subtotale Thyreoidektomie
- beim kleinen, unifokalen, papillären Karzinom im Tumorstadium pT1aN0M0; insbesondere bei papillärem Mikrokarzinomen als postoperativer Zufallsbefund in einer resezierten Struma; okkultes Karzinom < 1 cm, sofern Tumor im Gesunden reseziert ohne Hinweis auf Lymphknotenmetastasen).

Thyreoidektomie mit zentraler Lymphdissektion im Rahmen eines Zweiteingriffs zum frühestmöglichen Zeitpunkt.
- bei Hinweis auf Tumorrest, Multifokalität und Lymphknotenmetasten

Multiviszerale Operationen zur vollständigen Tumorentfernung
- bei Invasion von Nachbarstrukturen (Ösophagus, Trachea, Gefäße)

Chirurgische Resektion von Metastasen bzw. Verringerung der Tumormassen
- trotz der Möglichkeit einer Radiojodtherapie bei speichernden Lungen -und Knochenmetastasen immer zu erwägen

7.9.3.2 Radiojodtherapie

Indikation
- prophylaktische Ablation von nach totaler Thyreoidektomie noch vorhandenen Schilddrüsengewebes (1 - 4 GBq, ca. 4 Wochen nach totaler Thyreoidektomie)
- kurative oder palliative Therapie radiojodspeichernder Lymphknoten- bzw. Fernmetastasen und/oder lokoregionärer Tumorrest bzw.-rezidive (6 - 10 GBq)

keine Indikation
- papilläres Karzinom pT1a nach eingeschränkt radikaler Operation

absolute Kontraindikation
- Gravididät

Voraussetzung
- möglichst komplette Thyreoidektomie
- hypothyreote Stoffwechsellage (TSH möglichst > 30 U/l)
  => Absetzen der Levothyroxinbehandlung 28 Tage vor Radiojodbehandlung [fakultativ Verringerung der hypothyreosespezifischen Beschwerden während der Absetzphase mit dem kurzlebigeren Trijodthyronin (60-80 µg/d) und Absetzen 14 Tage vor Radiojodtherapie; die Verwendung von rekombinantem TSH für diese Indikation befindet sich noch in klinischer Erprobung
- keine Jodkontamination
  => keine Gabe von jodhaltigen Medikamenten, Röntgenkontrastmittel oder anderer jodhaltigen Substanzen

Nebenwirkung
- passager: Gastritis, Thrombo-Leukopenie (ca. 30% der Pat.); bleibende somatische Schäden, abhängig von der Anzahl der Therapien: Sialadenitis, Xerostomie; strahleninduzierte Leukämie möglich, jedoch bei Routinetherapie nicht zu erwarten

Durchführung
- Radiopharmakon 131-J
- zweite Radiojodtherapie falls szintigraphischer Nachweis von Restgewebe nach erster Radiojodtherapie im Abstand vom 3 Monaten
- zwischen erster und zweiter Radiojodtherapie: Suppressionstherapie mit Schilddrüsenhormonen

Staging nach jeder Radiojodtherapie
- Ganzkörperszintigramm
  3-7 Tage nach Verabreichung der therapeutischen Aktivität
  (ca. 80% der Fernmetastasen speichern zu diesem Zeitpunkt)

Nachuntersuchung
- Ganzkörperszintigramm
  1 Jahr nach der letzten Radiojodtherapie

7.9.3.3 Perkutane Strahlentherapie

- zu beachten: Differenzierte Schilddrüsenkarzinome sind wenig strahlensensibel

Indikation
- differenziertes Schilddrüsenkarzinom (T4) ohne Radiojodspeicherung
- lokal nicht resezierbarer Tumor (z.b. bei ausgedehnter zervikoviszeraler bzw. mediastinaler Tumorinfiltratrion)
- palliativ, nach Ausschluß operativer Therapiemöglichkeiten

Strahlendosis
- Referenzdosis von 50 - 60 Gy im Bereich der regionalen Lymphabflußwege
- Referenzdosis von 60 - 66 Gy im primären Tumorausbreitungsgebiet

7.9.3.4 Chemotherapie

Indikation
- nach Ausschöpfung aller chirurgischen, nuklearmedizinischen und radiotherapeutischen Möglichkeiten
- progrediente Fernmetasasierung ohne 131-Jodspeicherung
- palliative, bei primär inoperablem, nicht 131-Jod speicherndem Karzinom (onkozytäres, undifferenziertes Karzinom)

Voraussetzung
- ausreichender Allgemeinzustand des Patienten

Durchführung
- vorzugsweise Monotherapie mit Doxorubicin, da geringere Toxizität gegenüber einer Polychemotherapie

verschiedene Schemata

Doxorubicin (z.B Adriblastin®) 60-75 mg/m² i.v. Bolus Tag 1, Wiederholung Tag 22. Cave: Doxorubicingrenzdosis (550 mg/m²)

Alternativ: Doxorubicin 8-15 mg/m² i.v., Bolus Tag 1, 8, 15 usw. fortlaufend wöchentlich bis zur Progression

Alternativ: Epirubicin (Farmorubicin®) 30 mg/m² i.v. Bolus wöchentlich; höhere Grenzdosis (1000 mg/m²) wegen Kardiotoxizität beachten!

Alternativ: Aclarubicin (Aclaplastin®) 30mg/m² i.v. Bolus Tag 1-4. Wiederholung alle 22 Tage.

Alternativ: Cyclophosphamide (750 mg/m2 KOF, Tag 1), Vincristine (1,4 mg/m², Tag 1) und Dacarbazine (600 mg/ m² pro Tag für 2 Tage) Wiederholung alle 3 Wochen [Averbruch-Schema; in erster Linie für entdifferenzierte Formen eines Schilddrüsen karzinoms oder das rasch progrediente C-Zellkarzinom]

Remissionsrate
- in 10-20% der Fälle komplette Remission
- in 20-30% der Fälle Teilremissionen

7.9.3.5 Hormonbehandlung

- TSH-suppressive Behandlung mit Levothyroxin (TSH < 0,1 U/l)
- Anfangsdosis 150 µg/Tag
- nach 4 Wochen Kontrolle des basalen TSH u. ggf. Dosissteigerung
- vor Radiojodszintigramm umstellen auf Trijodthyronin (4 Wochen vor Szintigraphie - z.B. 3 20 µg täglich - und Absetzen 14 Tage vor Radiojodtherapie)

7.9.4 Therapie des undifferenzierten Schilddrüsenkarzinoms

- Therapiekonzept nach Tennvall (1994)

1. Hyperfraktionierte Strahlentherapie
   - 30 Gy/ 23 Fraktionen über insgesamt 3 Wochen
   - Halsbereich und Schilddrüsenlymphabflußgebiet
   - zusätzliche Monochemotherapie mit Doxorubicin (20 mg i.v.wöchentlich über insgesamt 3 Wochen)

2. Operation
- nach ca. 4 Wochen
- Entfernung der größtenteils nekrotischen Tumormassen zur Erhöhung der Wirksamkeit (Hauptziel: Beherrschung des lokalen Tumorwachstums durch palliative „Debulking-Operation")

3. Erneute Hyperfraktionierte Strahlentherapie
- ca. drei Wochen postoperativ
- 16 Gy/ 12 Fraktionen über insgesamt drei Wochen
- zusätzliche Chemotherapie mit Doxorubicin (20 mg i.v.wöchentlich über insgesamt 2 Wochen)

7.10 Postoperative Therapie und Nachsorge

7.10.1 Allgemeine Empfehlungen

unmittelbar post-OP.	• Calcium i.s., Stimmbandfunktion • keine Levothyroxin- oder Jodidgabe vor Erhalt der Histologie !
nach 4 Wochen	• TSH, fT4, Calcium i.S.
nach 3 u. 12 Monaten	• TSH, fT4, Sonographie einschl. Volumetrie, bei sonographischem Knotennachweis Szintigraphie und ggf. Punktion

7.10.2 Euthyreote Knotenstruma

Operation	• Strumaresektion bds., Restvolumen 10 - 15 ml
unmittelbar post-OP.	• Calcium i.s., Stimmbandfunktion
nach 4 Wochen	• TSH, fT4, Calcium i.S. • bei TSH > 3 mU/l: Levothyroxin 75 - 150 µg/d + Jodidpräparat (100 - 200 µg/d oder 1,5 mg/Woche) oder Kombinationspräparat *Ziel:* TSH 0,5 - 1,0 mU/l • bei TSH 0,3 - 3 mU/l: Jodidpräparat (200µg/d o. 1,5 mg/Woche)
nach 3 u. 12 Monaten, dann jährlich	• TSH, fT4, Sonographie einschl. Volumetrie ggf. Anpassung der Levothyroxindosis bzw. weiterführende Diagnostik (Szintigramm, Punktion)

7.10.3 Unifokale Autonomie/Solitärknoten

Operation	• einseitige Resektion oder Hemithyreoidektomie
unmittelbar post-OP.	• Calcium i.s., Stimmbandfunktion
nach 4 Wochen	• TSH, fT4, Calcium i.S. • Jodidpräparat (200µg/d o. 1,5 mg/Woche) • bei TSH > 3 mU/l: Levothyroxin 75 - 150 µg/d +Jodidpräparat (100-200 µg/d oder 1,5 mg/Woche) oder Kombinationspräparat
nach 3 u. 12 Monaten, dann jährlich	• TSH, fT4, Sonographie einschl. Volumetrie ggf. Anpassung d. Levothyroxindosis bzw. weiterführende Diagnostik (Szintigramm, Punktion)

7.10.4 Multifokale Autonomie/Multinodöse Struma

Operation	• Strumaresektion bds., Restvolumen 10 - 15 ml
unmittelbar post-OP.	• Calcium i.S., Stimmbandfunktion • bei Restvolumen < 10 ml Beginn mit Levothyroxin 100 µg/d *nach* Erhalt der Histologie
nach 4 Wochen	• TSH, fT4, Calcium i.S. • bei TSH > 3 mU/l und/oder Restvolumen < 10 ml: • Levothyroxin 75 - 150 µg/d + Jodidpräparat (100 - 200µg/d o. 1,5 mg/Woche) oder Komb.präp. *Ziel*: TSH 0,5 - 1,0 mU/l • bei TSH 0,3 - 3 mU/l und Restvolumen > 10 ml: Jodidpräparat (200µg/d o. 1,5 mg/Woche)
nach 3 u. 12 Monaten, dann jährlich	• TSH, fT4, Sonographie einschl. Volumetrie ggf. Anpassung der Levothyroxindosis bzw. weiterführende Diagnostik (Szintigramm, Punktion)

7.10.5 Morbus Basedow

Operation	• subtotale Resektion bds., Restvolumen 4 - 6 ml oder Hemithyreoidektomie und subtotale Resektion kontralateral
unmittelbar post-OP.	• Calcium i.S., Stimmbandfunktion • Beginn mit Levothyroxin 100 µg/d *nach* Erhalt der Histologie
nach 4 Wochen	• TSH, fT4, Calcium i.S. • ggf. Anpassung der Levothyroxindosis *Ziel*: TSH 0,5 - 1,0 mU/l
nach 3 u. 12 Monaten, dann jährlich	• TSH, fT4, Sonographie einschl. Volumetrie ggf. Anpassung der Levothyroxindosis

7.11 Pharmazeutische Präparate

7.11.1 Äquivalenzdosen gebräuchlicher Thyreostastika

Chemische Verbindung	Initialdosis mg/Tag	Erhaltungsdosis mg/Tag	Dosierungsintervall
Thiamazol	10 - 40	2,5 - 10	24 Std.
Carbimazol	15 - 60	5 - 15	24 Std.
Propylthiouracil	150 - 300	50 - 200	12 Std.
Perchlorat	1200 - 2000	100 - 400	12 Std.

7.11.2 Kombinationspräparate aus Jodid und Levothyroxin

70 µg	Levothyroxin + 150 µg Jodid (Thyreocomb N®)
100 µg	Levothyroxin + 100 µg Jodid (Jodthyrox®)
25, 50 oder 75 µg	Levothyroxin + 150 µg Jodid (Thyronajod®)

8 Störungen des Kalzium- und Knochenstoffwechsels

8.1 Osteoporose

8.1.1 Anamnese

Fragen nach:
- Genetische Disposition? positive Familienanamnese? Gewichtsverhalten? Ernährungs-, Alkohol-, Nikotin-, Medikamentenanamnese? Mangelernährung in der Phase des Knochenwachstums? Phasen längerfristiger Immobilisation? Ausmaß körperlicher Aktivität ? bei Frauen Regelanamnese, Postmenopause ? Sonnenexposition?
- Knochenschmerzen? Frakturen? Rückenschmerzen? Schmerzzunahme? Akutes Rückenschmerzereignis in der Anamnese? Größenabnahme?

Erkrankungen, die sekundäre Osteoporosen induzieren:
- Endokrine Erkankungen:
  Hyperparathyreoidismus, Cushing Syndrom, Hypogonadismus, Hyperthyreose, Diabetes mellitus, Akromegalie, Prolaktinom

- Langzeitbehandlung mit folgenden Medikamenten:
  Corticosteroide, Heparin, Antikonvulsiva (Carbamazepin), Methotrexat, Cyclosporin A, GnRH Agonisten und Antagonisten, Aluminiumhaltige Antacida

- Phasen längerfristiger Immobilisation (länger als 3 Monate)

- Nierenerkrankungen:
  Chronisches Nierenversagen, Renal tubuläre Azidose, Chronische Hypophosphatämie

- Gastrointestinale Erkrankungen:
  Malabsorption, langfristige parenterale Ernährung, Post-Gastrektomie, Cholestatische Lebererkrankungen,

- Psychosomatische Erkrankungen:
  Anorexia nervosa

- Knochenmarkerkrankungen:
  Multiples Myelom, Makroglobulinämie, systemische Mastozytose, Leukämien, Lymphome, Chronische Anämien: Sichelzellanämie, Thalassämia major, Lipidosen: Morbus Gaucher, Myeloproliferative Erkrankungen: Polyzythämia vera

- Bindegewebserkrankungen:
  Osteogenesis imperfecta, Ehlers-Danlos-Syndrom, Marfan Syndrom, Homozystinurie, Menkes-Syndrom, Scorbut
- Andere:
  Familiäre Dysautonomie (Riley-Day-Syndrom)
- Posttransplantation

8.1.2 Klinische Untersuchung

- Körpergröße (im Verlauf)
- Klopfschmerzhaftigkeit der Wirbelsäule?
- Dorsale Kyphose? Hinterkopf-Wand-Abstand? Protuberantes Abdomen? Tannenbaumphänomen? Abstand Rippen-Beckenkamm?
- Bewegungseinschränkung der Wirbelsäule: Schober'sches Zeichen, Ott'sches Zeichen

8.1.3 Diagnostik

8.1.3.1 Labordiagnostik

Serum/Plasma
- BSG
- Differential-BB
- Nierenparameter (Kreatinin, Calcium, Phosphat)
- Gesamteiweiß und Eiweißelektrophorese (evtl. Immunelektrophorese)
- Leberparameter (GPT, γGT)
- TSH_{basal}, (evtl. fT4, T3, T4)
- Parathormon
- 25-OH-Vitamin-D_3
- Testosteron (Männer)
- LH/FSH (Frauen)
- knochenspezifische alkalische Phosphatase (BAP) [Konochenformationsparameter]

Spontanurin
- Cross-linked N-terminales Telopeptid des Typ-I-Kollagens (NTX) [Knochenresorptionsparameter]
- Deoxypyridinolin (DPD) (fakultativ) [Knochenresorptionsparameter]

Z-Score
Definition wie bei der Knochendichte: Vergleich mit einem jungen, gesunden, geschlechtsbezogenen Normalkollektiv

Formel: $Z = X_p - X_m / SD$ Xp= Patientenwert
Xm= Mittelwert des Kontrollkollektivs
SD= Standardabweichung des Kontrollkollektivs

8.1.3.2 Apparative Diagnostik

- Osteodensitometrie (siehe dort)

8.1.3.3 Röntgen

- Röntgen LWS a.p. und seitlich, bei Bedarf auch BWS und HWS a.p. und seitlich Beckenübersicht, Schenkelhals

8.1.3.4 Invasive Diagnostik

- bei unklaren Fällen stationäre Aufnahme zur Beckenkammbiopsie

8.1.4 Therapie

8.1.4.1 Sekundäre Osteoporosen

grundsätzlich
- Therapie der Grunderkrankung

zusätzlich
- Vitamin D_3 1000 I.E. + calciumreiche Kost (siehe Tabelle) und/oder Calcium 500 mg/die

weitere Therapie (Entscheidung auch in Abhängigkeit vom Grad der Osteoporose)
- Fluoride (z.B. Monotridin 2 x 1 Tablette/die)
- Calcitonin 100 I.E./die s.c. oder 200 I.E./die als Nasenspray
- Alendronat 10 mg/die (für diese Indikation bisher nicht zugelassen)

8.1.4.2 Idiopathische Osteoporose des Mannes

grundsätzlich
- Vitamin D_3 1000 I.E. + calciumreiche Kost (siehe Tabelle) und/oder Calcium 500 mg/die

weitere Therapie (Entscheidung auch in Abhängigkeit
vom Grad der Osteoporose)
- Fluoride (z.B. Monotridin 2 x 1 Tablette/die)
- Calcitonin 100 I.E./die s.c. oder 200 I.E./die als Nasenspray
- Alendronat 10 mg/die (für diese Indikation bisher nicht zugelassen)

8.1.4.3 Osteoporose der postmenopausalen Frau

grundsätzlich
- Vitamin D_3 1000 I.E. + calciumreiche Kost (siehe Tabelle) und/oder Calcium 500 mg/die

+ Hormonsubstitution
  - Östrogene: 0,6 mg konjugierte Östrogene
    1-2 mg Östradiolvalerat
    2 mg mikronisiertes Östradiol
    50-100 mg transdermales Östradiol
    10-20 mg Östradiolvalerat
    Östradiolvalerat plus Dehydroepiandrosteron

weitere Therapie wenn Hormonersatztherapie nicht möglich oder nicht
gewünscht (Entscheidung auch in Abhängigkeit vom Grad der Osteoporose)
- Alendronat 10 mg/die (z.B. Fosamax®)
- Fluoride (z.B. Monotridin 2 x 1 Tablette/die)
- Calcitonin 100 I.E./die s.c. oder 200 I.E./die als Nasenspray

8.1.4.4 Corticosteroidinduzierte Osteoporose

grundsätzlich
- Einsatz möglichst kleiner Mengen von Corticosteroiden
- Vitamin D_3 800 -1000 I.E.
  + calciumreiche Kost (siehe Tabelle) oder Calcium 500 mg/die

bei Urincalciumaussscheidung >300 mg/24h
- Einsatz von Thiaziddiuretika

bei der postmenopausalen Frau und beim hypogonaden Mann
- Hormonsubstitution mit Östrogen bzw. Testosteron

weitere Therapie wenn Hormonersatztherapie kontraindiziert
oder nicht gewünscht
- aktives Vitamin: z.B. 1α-(OH)-Vitamin D (1α-mite) oder 1,25-$(OH)_2$-Vitamin D (z.B. Rocaltrol®)
- Natriummonofluorophosphat: 20-30 mg Fluoridionen/die (z.B. Monotridin 2x1 Tablette/die)
- Calcitonin 100 I.E./die s.c. oder 200 I.E./die als Nasenspray
- Bisphosphonate z.B. Alendronat 10 mg/die p.o. (für Corticosteroidinduzierte Osteoporose noch nicht zugelassen)

C. Endokrinologische Anamnesebögen

Übersicht

Allgemeiner Endokrinologischer Untersuchungsbogen 138

Prolaktinom 140

Akromegalie 142

Cushing-Syndrom 144

Primärer Hyperaldosteronismus/Conn-Syndrom 147

Nebennierentumor/Inzidentalom 150

Anamnese- und Befundbogen - Diabetes 153

Universitätsklinikum Essen
Medizinische Einrichtungen der Universität
Gesamthochschule Essen

Zentrum für Innere Medizin
Abteilung für Endokrinologie
Direktor: Prof. Dr. K. Mann

Allgemeiner Endokrinologischer Untersuchungsbogen

Name: Vorname:

geboren: Datum:

---

1. Familienanamnese:
(Endokrinopathien, Diabetes mellitus, Fehlbildungen, Wachstumsstörungen, Entwicklungsverzögerung, Körpergröße)

Vater:

Mutter:

Geschwister:

Kinder:

2. Anamnese:

Geburt (Größe, Gewicht):

Kinderkrankheiten, Maldescensus testes:

Wachstumsverhalten:

Pubertätseintritt (Stimmbruch, Menarche):

Zyklus, letzte Periode:

Geburten, Fehlgeburten:

Menopause, gynäkologische Operationen:

Vita sexualis:

Dauermedikation (Östrogene, Steroide):

3. Aktuelle Anamnese (Beschwerdebeginn):

(z.B. Kopfschmerzen, Sehstörungen, Polydipsie, Adynamie, Hypoglykämien; Galaktorrhoe, sek. Amenorrhoe, Gynäkomastie, Infertilität; Akrenwachstum, Karpaltunnelsyndrom, Schnarchen, Schwitzen, Arthralgien; Hirsutismus, Muskelschwäche, Hämatomneigung, Fettverteilung; Änderung der Hautfarbe, Blutdruckverhalten; Steinleiden, Knochenschmerzen, Pankreatitis, Epilepsie; psychische Veränderungen)

4. Befund:

Chronologisches Alter:

Biologisches Alter (Knochenalter nach Greulich und Pyle):

Größe: Gewicht:

Fettverteilung (androider oder gynäkoider Typ, Stammfettsucht):

Oberlänge, Unterlänge, Quotient O/U:
 (Abstand Scheitel - Oberkante Symphyse, bzw. Oberkante Symphyse - Fußsohle)

Spannweite:

Stadium der Pubertätsentwicklung nach Tanner:

Hodenvolumen (ml): re.:   li:

Prostata (Größe, Beschaffenheit):

Gynäkomastie:

Körperbehaarung:
 (fehlende Anlage oder Verlust der Achsel-/Schambehaarung, Hirsutismus, Ausfall der lateralen Augenbrauen)

Hautbeschaffenheit:
 (Akne, Pigmentierung, Vitiligo, Striae, Narben)

Visus, Gesichtsfeld:

Hertelwerte: re.:   li.:   Basis:

Riechvermögen (z.B. Kaffee):

Veränderung der Stimme:

Akromegale Veränderungen:
 (Struma, Makroglossie, Zahnstatus)

Besonderheiten (Mißbildungen, Zahnanomalien):

5. Verdachtsdiagnose:

Universitätsklinikum Essen
Medizinische Einrichtungen der Universität
- Gesamthochschule - Essen
Zentrum für Innere Medizin
Abteilung für Endokrinologie
Direktor: Prof. Dr. med. KLAUS MANN

Patienteninformation (Aufkleber)
Name
geboren

Spezieller Anamnese- und Untersuchungsbogen
- Prolaktinom -

Anamnese: Datum/UntersucherIn

Hauptbeschwerden:

Beginn der Beschwerden:

	ja	nein	Erläuterungen
Gynäkomastie	❏	❏	....
Galaktorrhoe (spontan/auf Druck)	❏	❏	....
Kopfschmerzen	❏	❏	....
Sehsstörungen (Gesichtsfeld)	❏	❏	....
Libidoabnahme	❏	❏	....
Potenzstörungen	❏	❏	....
sekundäre Amenorrhoe	❏	❏	....
Hypertrichose	❏	❏	....
Hirsutismus	❏	❏	....
Bartwachstum (Rasurfrequenz)	❏	❏	....

bereits durchgeführte Unteruchungen ....

Körperlicher Befund:

Allgemeines:

	normal	abnormal	Erläuterungen
Körperbehaarung			
Achselhaare	❏	❏	....
Pubesbehaarung	❏	❏	....
laterale Augenbraue	❏	❏	....

	feminin	maskulin	
Behaarungs-Verteilungsmuster	❏	❏	....

Kopf und Hals: normal abnormal Erläuterungen

Fingerperimetrisches Gesichtsfeld ❏ ❏ ....

Thorax / Abdomen

Gynäkomastie ....
Galaktorrhoe (spontan/auf Druck) ....
Testes-Volumen   rechts .... ml   links .... ml

Diagnostik:	Ergebnis	vor Therapie	nach Therapie
Prolaktin			
IGF 1			
HVL-Diagnostik			
MRT-Schädel			
Augen Konsil + Perimetrie			

Universitätsklinikum Essen
Medizinische Einrichtungen der Universität
- Gesamthochschule - Essen
Zentrum für Innere Medizin
Abteilung für Endokrinologie
Direktor: Prof. Dr. med. KLAUS MANN

Patienteninformation (Aufkleber)
Name
geboren

Spezieller Anamnese- und Untersuchungsbogen
- Akromegalie -

Anamnese: Datum/UntersucherIn

Hauptbeschwerden:

Beginn der Beschwerden:

Akrenwachstum	ja	nein	Erläuterungen
Gesichtsveränderungen			....
Hände→ Ringgröße			....
Füße→ Schuhgröße			....
Zungenvergrößerung			....
Weichteilschwellung	❏	❏	....
Vermehrtes Schwitzen	❏	❏	....
Sensibilitätsstörungen (Carpaltunnel)	❏	❏	....
Gesichtsfeldeinschränkungen	❏	❏	....
Photophobie	❏	❏	....
Kopfschmerzen	❏	❏	....
Schlafapnoe	❏	❏	....
Gewichtszunahme	❏	❏	....
Luftnot	❏	❏	....
Gelenkbeschwerden	❏	❏	....
Muskuläre Schwäche	❏	❏	....
Verringerte Libido	❏	❏	....
Potenzstörungen	❏	❏	....
Amenorrhoe	❏	❏	....
Galaktorrhoe	❏	❏	....
Hypertrichose	❏	❏	....
Zeichen der Herzinsuffizienz	❏	❏	....
Hypertonus	❏	❏	....
Angina pectoris	❏	❏	....
Diabetes mellitus	❏	❏	....
Hypoglykämien	❏	❏	....
Erhöhte Blutfette	❏	❏	....
Stuhlunregelmäßigkeiten	❏	❏	....
Blutauflagerungen im Stuhl	❏	❏	....

Familienanamnese:

Hinweise auf Vorliegen eines

    Insulinoms o. Gastrinoms   ❏   ❏   ....

bereits durchgeführte Untersuchungen   ....

Befund:

Allgemeines:
Akren Facies ....
Ringfingerumfang ...... mm ....
Füße ....
Prognatie ....
Weichteilschwellung Wo? ....

Körperbehaarung	normal	abnormal	Erläuterungen
Achselhaare	❏	❏	....
Pubesbehaarung	❏	❏	....
laterale Augenbraue	❏	❏	....

Hautbeschaffenheit / Hyperhidrosis ....

Kopf und Hals:

	normal	abnormal	
Fingerperimetrisches Gesichtsfeld	❏	❏	....
Zahnstatus (Diasthema)	❏	❏	....
Zunge (Makroglossie)	❏	❏	....
Schilddrüsengröße	❏	❏	....

Thorax / Abdomen
Faßthorax, Kyphose ....
Gynäkomastie ....
Visceromegalie ....

Extremitäten
Sensibilität ....

Diagnostik:	Ergebnis	vor Therapie	nach Therapie
HGH			
IGF-I			
BZ-Tagesprofil			
Glukosesuppressionstest (HGH + BZ)			
HVL-Diagnostik			
Hämoccult			
Echokardiographie			
Coloskopie			
SD-Sono			
Abdomen-Sono (auch Gallensteine)			
Augen-Konsil + Perimetrie			

Universitätsklinikum Essen
Medizinische Einrichtungen der Universität
- Gesamthochschule - Essen
Zentrum für Innere Medizin
Abteilung für Endokrinologie
Direktor: Prof. Dr. med. KLAUS MANN

Patienteninformation (Aufkleber)
Name
geboren

Spezieller Anamnese- und Untersuchungsbogen
- Cushing-Syndrom -

Anamnese: Datum/Untersucher/in

Hauptbeschwerden:

Beginn der Beschwerden:

	ja	nein	Erläuterungen
Stammbetonte Gewichtszunahme	❏	❏	....
Mondgesicht	❏	❏	....
Stiernacken	❏	❏	....
Muskelschwäche	❏	❏	....
Diabetes mellitus	❏	❏	....
Erhöhte Blutfette	❏	❏	....
Bluthochdruck	❏	❏	....
Psychische Veränderungen	❏	❏	....
Hämatomneigung (blaue Flecken)	❏	❏	....
Hautveränderungen/Striae rubrae	❏	❏	....
Rückenschmerzen/Frakturen	❏	❏	....
Herzinsuffizienzzeichen	❏	❏	....
Infektanfälligkeit	❏	❏	....
Verringerte Libido	❏	❏	....
Potenzstörungen	❏	❏	....
Oligomenorrhoe/Amenorrhoe	❏	❏	....
Hirsutismus/Haarausfall	❏	❏	....
Akne	❏	❏	....
Gesichtsfeldeinschränkungen	❏	❏	....
Kopfschmerzen	❏	❏	....
Nikotin	❏	❏	....
Husten/Hämoptysen/Luftnot	❏	❏	....

bereits durchgeführte Untersuchungen ....

Befund:

Allgemeines:

Gewicht	kg	stammbetont		
Körpergröße	cm			
	normal	abnormal	Erläuterungen	
Körperbehaarung				
Achselhaare	❏	❏	....	
Pubesbehaarung	❏	❏	....	
Androgenetische Alopezie	❏	❏	....	
Haut				
Pergamenthaut	❏	❏	....	
Striae rubrae distensae	❏	❏	....	
Akne	❏	❏	....	
Hämatome	❏	❏	....	
Blutdruck	❏	❏	....	

Kopf und Hals:

Vollmondgesicht	❏	❏	....
Plethora	❏	❏	....
Stiernacken	❏	❏	....
Fingerperimetrisches Gesichtsfeld	❏	❏	....
Schilddrüsengröße	❏	❏	....

Thorax / Abdomen

Pulmonale Auskultation	....
Adipositas	....
Gynäkomastie	....

Extremitäten/Wirbelsäule

Muskelschwäche/Kniebeuge?	....
Knöchelödeme	....
Wirbelsäulen-Klopf-Druckschmerz	....

Diagnostik:	Ergebnis vor Therapie	nach Therapie
basales Cortisol		
basales ACTH		
Dexa-Kurztest		
Freies Cortisol i. 24-Std.-Urin		
Cortisoltagesprofil		
Dexa-Langtest		
CRH-Test		
Sinus petrosus Katheter		
Testosteron/DHEAS		
Blutzuckertagesprofil		
HbA1		
HVL-Diagnostik		
Schädel-MRT (zentral)		
Abdomensonographie		
Abdomen-CT (adrenal)		
Röntgen-Thorax		
Thorax-CT (ektop)		
Echokardiographie		
24-Std.-Blutdruckmessung		
Knochendichtemessung		
Augenärztliche Untersuchung		

Universitätsklinikum Essen
Medizinische Einrichtungen der Universität
- Gesamthochschule - Essen
Zentrum für Innere Medizin
Abteilung für Endokrinologie
Direktor: Prof. Dr. med. KLAUS MANN

Patienteninformation (Aufkleber)
Name
geboren

Spezieller Anamnese- und Untersuchungsbogen
- Primärer Hyperaldosteronismus/Conn-Syndrom -

Anamnese: Datum/Untersucher/in

Hauptbeschwerden:

Beginn der Beschwerden:

	ja	nein	Erläuterungen
Bluthochdruck	❏	❏	....
Anfallsweise	❏	❏	....
Konstant	❏	❏	....
Erniedrigte Kaliumwerte bekannt	❏	❏	....
ohne Diuretika/Laxantien etc.	❏	❏	....
Polyurie/Nykturie	❏	❏	....
Muskelschwäche	❏	❏	....
Kopfschmerzen	❏	❏	....
Polydipsie	❏	❏	....
Lähmungen, intermittierend	❏	❏	....
Parästhesien	❏	❏	....
Tetanische Anfälle	❏	❏	....
Müdigkeit	❏	❏	....
Palpitationen	❏	❏	....
Obstipation	❏	❏	....
Hinweise für maligne Erkrankung	❏	❏	....

bereits durchgeführte Untersuchungen ....

Befund:

Allgemeines:
Gewicht kg ....
Körpergröße cm ....

	normal	abnormal	Erläuterungen
Cor / Pulmo			
Auskultation	❏	❏	....
Blutdruck	❏	❏	....
Puls	❏	❏	....
arrythmisch/Extrasystolen			....
Neurologie			
Paresen			....
Chvostek/Trousseau			....
Muskelschwäche			....
Extremitäten/Wirbelsäule			
Periphere Ödeme			....

Diagnostik:	Ergebnis	
	vor Therapie	nach Therapie
Serum-Kalium		
Plasma-Renin-Aktivität in Ruhe		
Aldosteron in Ruhe		
Plasma-Renin-Aktivität in Orthostase		
Aldosteron in Orthostase		
Nebennierenvenenkatheter		
Kochsalzbelastungstest		
Captopril-Test		
Kalium im 24 Std.-Urin		
Aldosteron im 24 Std.-Urin		
Abdomen-Sonographie		
Abdomen-CT		
Abdomen-NMR		
Echokardiographie		
24 Std.-Blutdruckmessung		
Augenärztliche Untersuchung		

Universitätsklinikum Essen
Medizinische Einrichtungen der Universität
- Gesamthochschule - Essen
Zentrum für Innere Medizin
Abteilung für Endokrinologie
Direktor: Prof. Dr. med. KLAUS MANN

Patienteninformation (Aufkleber)
Name
geboren

Spezieller Anamnese- und Untersuchungsbogen
- Nebennierentumor/Inzidentalom -

Anamnese: Datum/Untersucher/in

Hauptbeschwerden:

Beginn der Beschwerden:

	ja	nein	Erläuterungen
Allgemeine Anamnese:			
Bluthochdruck	☐	☐	....
Anfallsweise	☐	☐	....
Konstant	☐	☐	....
Kopfschmerzen	☐	☐	....
Gewichtszunahme	☐	☐	....
Gewichtsabnahme	☐	☐	....
Polyurie/Nykturie	☐	☐	....
Erhöhte Blutfette	☐	☐	....
Diabetes mellitus	☐	☐	....
Hinweise für maligne Erkrankung	☐	☐	....
Spezielle Anamnese (Auswahl):			
(Cushing-Syndrom)			
Mondgesicht/Stiernacken	☐	☐	....
Muskelschwäche	☐	☐	....
Psychische Veränderungen	☐	☐	....
Hämatomneigung (blaue Flecken)	☐	☐	....
Hautveränderungen/Striae rubrae	☐	☐	....
Libido- und Potenzstörungen	☐	☐	....
Oligomenorrhoe/Amenorrhoe	☐	☐	....
Hirsutismus/Haarausfall/Akne	☐	☐	....
(Phäochromozytom)			
Blässe (auch anfallsweise)	☐	☐	....
Herzklopfen (auch anfallsweise)	☐	☐	....
Schwitzen (auch anfallsweise)	☐	☐	....
(Conn-Syndrom)			
Niedrige Kaliumwerte bekannt	☐	☐	....

bereits durchgeführte Untersuchungen ....

Anamnesebögen

Befund:

Allgemeines:

Gewicht	kg	stammbetont	
Körpergröße	cm		

	normal	abnormal	Erläuterungen
Körperbehaarung			
Achselhaare	❏	❏	....
Schambehaarung	❏	❏	....
Androgenetische Alopezie	❏	❏	....
Haut			
Pergamenthaut	❏	❏	....
Striae rubrae distensae	❏	❏	....
Akne	❏	❏	....
Hämatome	❏	❏	....
Blutdruck	❏	❏	....

Kopf und Hals:

Vollmondgesicht	❏	❏	....
Plethora	❏	❏	....
Stiernacken	❏	❏	....
Fingerperimetrisches Gesichtsfeld	❏	❏	....
Schilddrüsengröße	❏	❏	....

Thorax / Abdomen

Auskultation cor u. pulmo ....

Adipositas ....

Gynäkomastie ....

Extremitäten/Wirbelsäule

Muskelschwäche/Kniebeuge ? ....

Knöchelödeme ....

Wirbelsäulen-Klopf-Druckschmerz ....

Diagnostik:	Ergebnis	
	vor Therapie	nach Therapie
Dexa-Kurztest		
freies Cortisol im 24-Std.-Urin		
Katecholamine im 24-Std.-Urin		
Serum-Kalium		
Blutfette		
BZ-Tagesprofil/HbA1		
Othostasetest		
Echokardiographie		
Abdomen-Sonographie		
Abdomen-CT		
Abdomen-NMR		
Augenärztliche Untersuchung		

Anamnese- und Befundbogen • Diabetes

Name	....	Hausarzt	....
Vorname	....		....
Geb.dat.	....		....
Straße	....		....
PLZ, Ort	....		
Tel.Nr.	....	Kostenträger	....

Datum _____   Untersuchender Arzt _____

Anamnese

Aktueller Grund der Vorstellung

_____
_____
_____
_____
_____
_____

Diabetes-Typ
- ❏ Typ I   ❏ Typ IIa   ❏ Typ IIb
- ❏ Sonstige Form _____
- Diabetes bekannt seit: _____
- Orale Antidiabetika seit: _____
- Insulin seit: _____

Derzeitige Therapie
- ❏ Diät _____
- ❏ orale Antidiabetika _____
- ❏ Insulin (CT) _____
- ❏ Insulin (ICT) _____
- ❏ Andere Medikamente _____

Blutzuckerselbstkontr. ?   ❏ nein   ❏ ja   wie oft ? _____
Diabetestagebuch ?   ❏ nein   ❏ ja   _____

Anamnese- und Befundbogen • Diabetes

Frühere Schulungen? ❏ nein ❏ ja   wann / wo? _____

_____

Bisherige Diab.betreuung ❏ durch Hausarzt ❏ durch Schwerpunktpraxis / Spezialambulanz

_____

zuletzt HbA1 _____ % / HbA1 c _____ % am _____

Stoffwechselentgleisungen

Hypoglykämie im letzten Monat?	❏ nein ❏ ja	Anzahl_____
Schwere Hypoglykämien im letzten Jahr?	❏ nein ❏ ja	Anzahl_____
Ketoazidosen / hyperosmolares Koma?	❏ nein ❏ ja	_____

Begleiterkrankungen / Folgeerkrankungen

Hypertonus ❏ nein ❏ ja _____

Antihypertensive Therapie? ❏ nein ❏ ja (Med. s. o.)
Blutdruckselbstmessung? ❏ nein ❏ ja

Hyperlipidämie ❏ nein ❏ ja _____

Lipidsenkende Therapie? ❏ nein ❏ ja (Med. s. o.)

Adipositas ❏ nein ❏ ja _____
Retinopathie ❏ nein ❏ ja _____

Letzte augenärztl. Unters.: _____ (Monat/Jahr)

Nephropathie ❏ nein ❏ ja _____

Polyneuropathie ❏ nein ❏ ja _____

Aktuelle Beschwerden? ❏ nein ❏ ja

Periphere AVK ❏ nein ❏ ja _____

Diab. Fußsyndrom ❏ nein ❏ ja _____

Letzte Unters. d. Fußbefundes: _____ (Monat/Jahr)

Amputationen ❏ nein ❏ ja _____
KHK ❏ nein ❏ ja _____

Koronarangiographie? ❏ nein ❏ ja, zuletzt ____

Apoplex ❏ nein ❏ ja _____

Anamnese- und Befundbogen • Diabetes 155

Andere Vorerkrankungen / Begleiterkrankungen

Ernährungsanamnese

Sportliche Aktivitäten

| Nikotinabusus | ❏ nein ❏ ja | Menge |
| | früher geraucht? | ❏ nein ❏ ja |

Familienanamnese

Gynäkol. Anamnese

Sozialanamnese

Befund

Allgemeinzustand ❏ gut ❏ mittel ❏ reduziert
Körpergewicht _____ kg *Körpergröße* _____ cm *BMI* _____ kg/m²
Taille / Hüfte _____ cm / _____ cm

Herz und Gefäße

Blutdruck rechts _____ / _____ mmHg links _____ / _____ mmHg

Herzfrequenz _____ / min. ❏ regelmäßig ❏ arrhythmisch

Auskultation ❏ unauffällig _____

Pulsstatus	A. radialis	re.	❏ tastbar	❏ nicht tastbar	_____
		li.	❏ tastbar	❏ nicht tastbar	_____
	A. femoralis	re.	❏ tastbar	❏ nicht tastbar	_____
		li.	❏ tastbar	❏ nicht tastbar	_____
	A. poplitea	re.	❏ tastbar	❏ nicht tastbar	_____
		li.	❏ tastbar	❏ nicht tastbar	_____
	A. tib. post.	re.	❏ tastbar	❏ nicht tastbar	_____
		li.	❏ tastbar	❏ nicht tastbar	_____
	A. dors. ped.	re.	❏ tastbar	❏ nicht tastbar	_____
		li.	❏ tastbar	❏ nicht tastbar	_____

Fußbefund   ❏ unauffällig

Vibrationsempf.   an Punkt 1   re. ____ / 8   li. ____ / 8

an Punkt 2   re. ____ / 8   li. ____ / 8

an Punkt 3   re. ____ / 8   li. ____ / 8

Berührungsempf.   rechts: ❏ unauffällig   ❏ vermind.   ❏ fehlend

links: ❏ unauffällig   ❏ vermind.   ❏ fehlend

_____
_____

Ulcus / Gangrän   ❏ nein   ❏ ja

Befund einschl. bisheriger Behandlung : _____
_____
_____

Schwielen   ❏ nein   ❏ ja

_____

Sonstiges (Mykosen, Befund an den Nägeln etc.)
_____
_____

Lunge   ❏ unauffällig
_____
_____

Abdomen   ❏ unauffällig
_____
_____

Sonstiges _____
_____
_____
_____

Schulung „Metabolisches Syndrom" • Befundbogen

Name d. Pat. _____ geb. _____

Uhrzeit -->							
RR (mmHg)							
Pulsfrequenz (/min.)							
Blutzucker (mg/dl)							

Natrium		mmol/l	Cholesterin (Stix)		mg/dl
Kalium		mmol/l	Cholesterin gesamt		mg/dl
Calcium		mmol/l	HDL-Cholesterin		mg/dl
Phosphat		mmol/l	LDL-Cholesterin		mg/dl
Kreatinin		mg/dl	Triglyceride		mg/dl
Harnstoff-N		mg/dl	Lp (a)		mg/dl
Harnsäure		mg/dl	Mikraltest		mg/dl
γ-GT		U/l	Leptin		ng/dl
GOT		U/l	Homocystein		umol/l
GPT		U/l	Cortisol		nmol/l
			Testosteron		mmol/l
Leukozyten		G/l	IGF-1		ng/ml
Hb		g/dl	Insulin (präpr.)		uIU/ml
Thrombozyten		G/l	Insulin (postpr.)		uIU/ml
			C-Peptid (präpr.)		ng/ml
Quick		%	C-Peptid (postpr.)		ng/dl
PTT		sec.	HbA1		%
Fibrinogen		mg/dl	HbA1c		%

- ❏ Ruhe-EKG _____
- ❏ EKG mit Belastung _____
- ❏ Abdomensonographie _____
- ❏ Echokardiographie _____
- ❏ Dopplersonographie _____
- ❏ Röntgen-Thorax _____
- ❏ Röntgen-Fuß _____
- ❏ Body-Composition _____

D. Referenzbereiche endokrinologischer Laborparameter

Parameter	Referenzbereich/Bewertung			Einheit	Probenmaterial

Schilddrüse

Parameter	Referenzbereich/Bewertung			Einheit	Probenmaterial
Gesamt-Trijodthyronin (T3)		1,23 - 3,08		nmol/l	2 ml Serum
Gesamt-Thyroxin (T4)		58 - 154		nmol/l	2 ml Serum
freies T4		10 - 25		pmol/l	2 ml Serum
Thyreotropin (TSH)		0,3 - 4,0		mU/l	2 ml Serum
TSH-Rezeptor-Antikörper (TRAk)	unauffällig Graubereich pathologisch	< 8 8 - 10 > 10		U/l	2 ml Serum
Schilddrüsenperoxidase-Antikörper (TPO Ak)	unauffällig Graubereich pathologisch	< 35 35 - 70 > 70		U/ml	1 ml Serum
Tg-Antikörper (Tg Ak)	unauffällig Graubereich pathologisch	< 100 100 - 200 > 200		U/ml	1 ml Serum
Thyreoglobulin (Tg)		< 50 Z.n. Thyreoidektomie: < 1,6		ng/ml	2 ml Serum
Calcitonin	basal nach Stimulation	f m	< 4,2 < 17 < 3x basal	pg/ml	2 ml Serum
Jod im Spontanurin		< 150		µg/g Krea	10 ml Urin

Reproduktion

Parameter					Einheit	Probenmaterial
Follitropin (FSH)	f	präpubertär Follikelphase Ovulationsphase Lutealphase postmenopausal		< 2 2 - 12 10 - 20 2 - 10 > 20	U/l	2 ml Serum
	m			1 - 7		
Lutropin (LH)	f	präpubertär Follikelphase Ovulationsphase Lutealphase postmenopausal		< 2 2 - 12 40 - 100 1 - 12 > 20	U/l	2 ml Serum
	m			2 - 10		
Östradiol	f	präpubertär Follikelphase Ovulationsphase Lutealphase postmenopausal		< 20 30 - 300 100 - 600 108 - 300 < 20	pg/ml	2 ml Serum
	m			20 - 50		
Testosteron	f m			< 3,5 12 - 30	ng/ml	2 ml Serum

Referenzwerte

Parameter	Referenzbereich/Bewertung			Einheit	Probenmaterial
Hypophyse					
Prolaktin	f	< 25		ng/ml	2 ml Serum
	m	< 20			
Wachstumshormon (hGH)		≤ 7		ng/ml	2 ml Serum
Adrenocorticotropes Hormon (ACTH)		17 - 52		pg/ml	2 ml EDTA-Plasma auf Eis
Nebenniere					
Cortisol	8 Uhr	180 - 640		nmol/l	2 ml Serum
	24 Uhr	50 - 140			
Cortisol im 24-Std.-Urin		55 - 500		nmol/24 h	10 ml v. 24-Std.-Sammelurin
Dehydroepiandrosteron-Sulfat (DHEAS)	f	20 - 29 Jahre	65 - 380	µg/dl	2 ml Serum
		30 - 39 Jahre	45 - 270		
		40 - 49 Jahre	32 - 240		
		50 - 59 Jahre	26 - 200		
		60 - 69 Jahre	13 - 130		
		70 - 79 Jahre	17 - 90		
	m	20 - 29 Jahre	280 - 640		
		30 - 39 Jahre	120 - 520		
		40 - 49 Jahre	95 - 530		
		50 - 59 Jahre	70 - 310		
		60 - 69 Jahre	42 - 290		
		70 - 79 Jahre	28 - 175		
Glukosestoffwechsel					
HbA1		≤ 8		%	Blutbild-Röhrchen
HBA1c Schnelltest		≤ 6,5		%	Kapillarblut
Insulin	4,3 - 19,9	in Abhängigkeit vom Blutglukosewert		µU/ml	2 ml Serum
C-Peptid	1,0 - 3,0	in Abhängigkeit vom Blutglukosewert		ng/ml	2 ml Serum
Knochenstoffwechsel					
Parathormon (intakt)		18 - 50		pg/ml	2 ml EDTA-Plasma
25-Hydroxy-Vitamin D	Sommer	12 - 120		ng/ml	2 ml Serum
	Winter	9 - 49			
knochenspezifische alkalische Phosphatase (BAP)		3 - 26		U/l	2 ml Serum
N-terminales Telopeptid Typ-I-Kollagen (NTx)	f	5 - 54		nmol/ mmol Kreatinin	10 ml Spontanurin (Entnahme zw. 10-12 Uhr)
	m	5 - 69			
Deoxypyridinolin (DPD)		2 - 6,2		nmol/ mmol Kreatinin	10 ml Spontanurin (Entnahme zw. 10-12 Uhr)

Parameter	Referenzbereich/Bewertung		Einheit	Probenmaterial
Wachstumsfaktor				
Insulin-like-Growth-Factor I (IGF-I)	25 - 34 Jahre 35 - 44 Jahre 45 - 54 Jahre 55 - 64 Jahre	146 - 410 111 - 331 83 - 291 70 - 246	ng/ml	2 ml Serum
Sonstige (klin. Chemie)				
Osmolalität im Serum	285 - 300		mosm/kg H_2O	10 ml Spontanurin
Osmolalität im Urin	800 - 1400		mosm/kg H_2O	10 ml Spontanurin

Literatur

Allolio B, Schulte HM (1996) Praktische Endokrinologie Urban und Schwarzenberg, München, Wien, Baltimore

Allolio B, Grußendorf M, Müller OA, Olbricht T and Schulte HM (1995) III. Intensivkurs für Klinische Endokrinologie 1995; Syllabus. Bundes-Druckerei, Neu-Isenburg

Dillmann WH (1995) Clinical Endocrinology Update '95 Syllabus. Clinical Endocrinology Update '95. The Endocrine Society Press, Bethesda

European IDDM Policy Group (1993) Consensus Guidelines for the Management of Insulin-dependent (Type I) Diabetes; Medicom Europe BV; Bussum

European NIDDM Policy Group (1994) Leitfaden für die Behandlung des nichtinsulinabhängigen Diabets mellitus (NIDDM, Typ 2), Kirchheim-Verlag; Mainz

Flack M, Oldfield EH, CutlerGB, Zweig MH, Malley JD, Chrousos GP, Loriaux DL, and Nieman LK (1992) Urine free cortisol in the high-dose dexamethasone suppression test for the differential diagnosis of the Cushing syndrome. Ann. Intern. Med. 116(3):211-217

Growth Hormone Research Society (1997) Consensus Guidelines for Diagnosis and Treatment of Adults with GH Deficiency, Antwerpen

Hörmann R (1997) Schilddrüsenkrankheiten: Leitfaden für Praxis und Klinik. Berlin, Wien: Blackwell Wiss.-Verl.

Lavin N (1994) Manual of Endocrinology and Metabolism. Little Brown and Company, Boston, New York, Toronto, London

Pfannenstiel P, Saller B (1993) Schilddrüsenkrankheiten: Diagnose und Therapie. Berliner Medizinische Verlagsanstalt, Berlin

Reinwein D, Benker G (1988) Checkliste Endokrinologie und Stoffwechsel. Georg Thieme Verlag, Stuttgart, New York

Reinwein D (1994) Endokrinologische Entscheidungen: klinische Algorithmen. Verlag Kohlhammer, Stuttgart, Berlin, Köln

Thomas L (1992) Labor und Diagnose. Medizinische Verlagsgesellschaft, Frankfurt am Main

Stürmer W (1996) Diagnostik der Hypoglykämie im Erwachsenenalter. Medizinische Klinik 91:277-278

Ziegler R, Pickardt CR, Willig R-P (1993) Rationelle Diagnostik in der Endokrinologie. Georg Thieme Verlag, Stuttgart, New York